Mama mit Autist

Mein Weg als Mama –
mit Tränen, Mut und einem kleinen Helden

„Anders zu sein bedeutet nicht, weniger wert zu sein."

Impressum

Titel: Mama mit Autist – Mein Weg als Mama – mit Tränen, Mut und einem kleinen Helden

Autorin:

Nurgül Alkaya

Copyright:

© 2025 by Nurgül Alkaya

Alle Rechte vorbehalten.

Satz & Gestaltung:

Nurgül Alkaya

Covergestaltung:

in Zusammenarbeit mit KI-unterstützter Kreativtechnologie

ISBN: 978-3-8192-6570-9

Verlag: BoD · Books on Demand GmbH, Überseering 33, 22297 Hamburg, bod@bod.de
Druck: Libri Plureos GmbH, Friedensallee 273, 22763 Hamburg

Die in diesem Buch geteilten Erfahrungen und Inhalte beruhen auf persönlichen Erlebnissen und ersetzen keine medizinische, psychologische oder therapeutische Beratung.

Für individuelle Anliegen wenden Sie sich bitte an entsprechende Fachstellen.

Herzlichen Dank für das Lesen – und für Ihr Interesse an unserer Geschichte.

Inhaltsverzeichnis

Die Autorin

Nurgül Alkaya wurde 1984 in Bergisch Gladbach geboren.

Sie wuchs in einer Familie auf, in der Zusammenhalt und gegenseitiger Respekt von klein auf gelebt wurden. Schon als Kind spürte sie eine große Empathie für andere Menschen und einen starken Wunsch, ihren eigenen Weg mit Herz und Hingabe zu gehen.

2008 heiratete sie die Liebe ihres Lebens, Mahir, und gemeinsam bauten sie sich ein Zuhause auf, das geprägt ist von Wärme, Vertrauen und gegenseitiger Unterstützung.

Obwohl sie gelernte Rechtsanwaltsfachangestellte ist, führte sie ihr Weg nach einem Umzug in die kreative Welt der Kosmetik.

Mit viel Herzblut, Fleiß und einer Prise Mut eröffnete sie ihr eigenes Nagelstudio, das sie acht Jahre lang mit großer Leidenschaft führte.

Hier lernte sie nicht nur die Kunst der Schönheit, sondern vor allem, wie wichtig es ist, Menschen zuzuhören, sie in ihrer Einzigartigkeit wahrzunehmen und ihnen ein gutes Gefühl zu schenken.

2011 wurde sie Mutter ihrer Tochter Berfin – ein Moment, der ihr Leben mit unendlicher Liebe und neuer Tiefe erfüllte.

Im Mai 2016 erlebte sie dieses Glück ein zweites Mal: Ihr Sohn Kaya Ali wurde geboren.

Von Anfang an war klar, dass er seinen Rufnamen tragen würde: Kaya. Mit seinem Lächeln brachte er eine neue, besondere Dimension von Liebe in ihr Leben.

Drei Jahre später stellte eine Diagnose ihr Familienleben erneut auf den Kopf: Kaya befindet sich im Autismus-Spektrum.

Es war ein Einschnitt, der alles veränderte – und zugleich ein Neubeginn.

Anstatt sich von Angst und Unsicherheit lähmen zu lassen, fand Nurgül in dieser Herausforderung ihre größte Stärke.

Sie wuchs über sich hinaus, lernte, neue Wege zu gehen, Barrieren zu hinterfragen und sich von gesellschaftlichen Erwartungen zu lösen.

In ihrem Buch erzählt sie nicht nur ihre eigene Geschichte, sondern möchte anderen Eltern Mut machen, deren Leben sich durch eine Diagnose grundlegend verändert hat.

Sie zeigt: Ein Leben mit Autismus muss nicht von Verzweiflung geprägt sein – es kann ein Leben voller Liebe, Wachstum und besonderer Momente sein.

Ein Leben, das anders ist, aber nicht weniger reich.

Ein Leben, das lehrt, tiefer zu sehen und bedingungsloser zu lieben.

Seit 2021 teilt sie auf Instagram ihre Erfahrungen unter dem Account mama_mit_autist und inspiriert tausende betroffene Eltern, Angehörige und Interessierte mit ihrer positiven Energie, ihrer Ehrlichkeit und ihrem Mut, auch schwierige Themen offen anzusprechen.

Ihr Motto: „Jeder Tag birgt eine neue Chance – das Leben mit offenen Armen empfangen". Ein Satz, der für sie nicht nur Worte sind, sondern gelebte Überzeugung – Tag für Tag.

Vorwort

Dieses Buch ist aus Liebe entstanden. Aus der Liebe zu meinem Sohn Kaya, zu meiner Familie – und aus einem tiefen inneren Wunsch heraus: anderen Eltern Mut zu machen, die sich auf einer ähnlichen Reise befinden. Einer Reise voller Fragen, Unsicherheiten, Zweifel – aber auch voller Hoffnung, Vertrauen und bedingungsloser Liebe.

Als ich mich zum ersten Mal mit dem Thema Autismus auseinandersetzte, war ich überfordert. Überfordert von der Wucht der Informationen, verletzt von der Unwissenheit meines Umfelds, verunsichert durch eine Zukunft, die plötzlich völlig anders aussah als die, die ich mir für mein Kind ausgemalt hatte. Ich war voller Fragen, voller Ängste, voller Schuldgefühle. Und doch – trotz all der Zweifel, der Unsicherheiten und der schlaflosen Nächte – stand für mich eine einzige Wahrheit felsenfest: Ich würde für mein Kind da sein. Immer.

Ich begann zu schreiben, weil ich Ordnung in das Chaos meiner Gedanken bringen wollte. Weil ich spürte, dass Worte Brücken bauen können – zu mir selbst und vielleicht auch zu anderen. Ich schrieb, weil ich Bücher suchte, in denen ich mich wiederfinden konnte – und sie nicht fand. Bücher, die nicht nur Fakten auflisten, sondern Gefühle teilen. Bücher, die nicht nur Diagnosen erklären, sondern Herzen berühren. Ich schrieb, weil ich mir wünschte, dass irgendwann einmal eine Mutter dieses Buch in den Händen hält, mitten in einer schlaflosen Nacht vielleicht, und sich sagt: Ich bin nicht allein.

Dieses Buch erzählt unsere Geschichte – aus meiner Sicht als Mutter. Es erzählt von den Tagen, an denen ich geglaubt habe, zu zerbrechen, und von den Momenten, in denen ein kleines Lächeln meines Sohnes die Kraft hatte, mich wieder aufzurichten. Es erzählt von Diagnosen, die wie Stempel wirkten, von inneren Kämpfen, die niemand sehen konnte, und von äußeren Hürden, die oft unüberwindbar schienen. Von den unzähligen Tränen, die heimlich geweint wurden. Und von den kleinen, großen Wundern, die uns jeden Tag aufs Neue geschenkt wurden.

Es ist ein ehrliches Buch. Manchmal schmerzhaft ehrlich. Weil ich glaube, dass wahre Stärke nicht darin liegt, zu tun, als wäre alles leicht – sondern darin, sich selbst in aller Zerbrechlichkeit zu zeigen. Und doch ist jedes Wort dieses Buches getragen von Hoffnung. Von Liebe. Von der unerschütterlichen Überzeugung, dass jeder Mensch auf seine Weise genau richtig ist, so wie er ist.

Ein besonderer Hinweis liegt mir am Herzen: Menschen im Autismus-Spektrum legen großen Wert auf eine präzise und respektvolle Sprache. Sollte mir in meinen Formulierungen eine Ungenauigkeit oder ein unbedachtes Wort unterlaufen, so geschieht dies niemals aus Mangel an Respekt oder Wertschätzung. Ich schreibe aus meiner Perspektive als neurotypischer Mensch – im Bewusstsein, dass ich niemals vollständig verstehen kann, wie sich die Welt für mein Kind oder andere Betroffene anfühlt. Aber ich verspreche: Ich höre zu. Ich lerne. Und ich gehe jeden Tag einen Schritt weiter auf dem Weg des Verstehens.

Dieses Buch ist kein Ratgeber und keine Anleitung. Es ist kein "So geht es richtig"-Werk. Es ist ein persönlicher Wegweiser – voller Umwege, Sackgassen, Stolpersteine und Lichtblicke. Es ist ein Zeugnis davon, wie viel Mut in Liebe steckt. Und wie viel Hoffnung selbst in den dunkelsten Momenten geboren werden kann.

Wenn du dieses Buch liest, dann wünsche ich dir, dass du zwischen den Zeilen findest, was ich zwischen ihnen gefühlt habe: Den Trost, dass du nicht allein bist. Den Mut, deinen eigenen Weg zu gehen – auch wenn er anders aussieht, als du ihn dir einmal vorgestellt hast. Und die Zuversicht, dass jeder einzelne Schritt, den du gehst, getragen ist von der tiefsten Kraft, die es gibt: der Liebe.

Willkommen auf unserer Reise. Willkommen in einer Welt, die manchmal anders ist – und doch so reich, so schön, so voller Wunder.

„Manchmal beginnt der mutigste Weg mit einem einzigen Schritt ins Unbekannte"

Autismus ist bunt wie ein Regenbogen

Wenn ich an Autismus denke, denke ich an Farben.
Nicht an ein starres Bild in Schwarz-Weiß, sondern an einen leuchtenden Regenbogen mit all seinen Schattierungen.
Manchmal sanft und zart, manchmal kraftvoll und überwältigend.
Jede Farbe erzählt ihre eigene Geschichte – so wie jeder Mensch im Autismus-Spektrum einzigartig ist.
Mit eigenen Stärken, Herausforderungen, Gedanken und Empfindungen.
Es gibt kein „typisches" Autismusbild, sondern unzählige Facetten, die sich in einem lebendigen Mosaik aus Wahrnehmungen und Erlebnissen widerspiegeln.

Bevor ich mich intensiver mit Autismus auseinandersetzte, hatte ich – wie viele andere – ein sehr einseitiges Bild davon.
Ich dachte an Kinder, die sich zurückziehen, keinen Blickkontakt halten und kaum sprechen.
An eine Welt, die verschlossen, fremd und irgendwie traurig schien.
Doch je mehr ich las, beobachtete und lernte, desto klarer wurde mir: Autismus ist keine Einheitsform.

Es gibt Kinder, die kaum verbal kommunizieren – und solche, die unermüdlich über ihr Lieblingsthema sprechen. Es gibt feinfühlige Autist:innen, die Emotionen sehr intensiv wahrnehmen – und solche, denen es schwerfällt, sich in andere hineinzuversetzen.
Manche brauchen viel Struktur und Routine, andere überraschen mit einer unglaublichen Kreativität und Offenheit.

Autismus bedeutet nicht „weniger", sondern „anders".
Und dieses „anders" ist genauso wertvoll wie alles andere.
Vielleicht sogar noch ein bisschen kostbarer, weil es uns lehrt, unsere gewohnten Sichtweisen loszulassen.
Weil es uns zwingt, Fragen zu stellen, wo andere vorschnell urteilen.
Weil es uns erinnert, dass echte Verbindung immer die Sprache des Herzens braucht.

Für mich als Mutter war es anfangs schwer, die Diagnose meines Kindes zu begreifen.
Ich stellte mir viele Fragen: Was bedeutet das für seine Zukunft? Werde ich den richtigen Weg für ihn finden? Wird er je dazugehören dürfen?
Meine Angst war groß, mein Herz schwer.
Und doch: Inmitten dieser Dunkelheit begann ein leises Leuchten.

Schritt für Schritt, Moment für Moment, begann ich zu begreifen: Mein Kind ist nicht weniger – er ist nur anders.

Und „anders" kann wunderschön sein.

Man muss nur den Mut haben, die Perspektive zu wechseln.

Nicht darauf zu schauen, was fehlt, sondern zu entdecken, was da ist.

Nicht zu bedauern, sondern zu bewundern.

Autismus ist wie ein Regenbogen, weil er all die unterschiedlichen Farben des Seins umfasst.

Manchmal kräftig und leuchtend, manchmal sanft und kaum wahrnehmbar.

Manchmal auch stürmisch oder schwer greifbar – aber immer echt, immer einzigartig.

Kein Tag gleicht dem anderen.

Kein Lächeln, kein Blick, keine Geste ist selbstverständlich – und gerade deshalb sind sie so kostbar.

Ich habe gelernt, vieles neu zu betrachten – auch mich selbst.

Ich habe gelernt, Geduld neu zu definieren.

Geduld bedeutet nicht, zu warten – sondern mit offenem Herzen zu begleiten.

Ich habe gelernt, Fehler nicht als Scheitern zu sehen, sondern als Chance, tiefer zu wachsen.

Mein Sohn Kaya Ali hat mir beigebracht, langsamer hinzusehen, genauer zuzuhören und die Welt nicht nur mit dem Verstand, sondern mit dem Herzen zu erfassen.

Ich entdecke in den kleinen Momenten oft die größten Wunder:

Ein Blick, der Vertrauen schenkt.
Ein Lächeln, das wie Sonnenlicht ist.
Ein unerwartetes Wort, das sich anfühlt wie ein Geschenk.

Ich habe aufgehört, mein Kind mit anderen zu vergleichen
– denn Kaya ist perfekt, genau so, wie er ist.
Er malt seine eigene Farbe auf unseren gemeinsamen
Regenbogen, und ich könnte nicht stolzer sein, ihn
begleiten zu dürfen.

Es gibt Tage, da scheint der Himmel grau.
Da fühlt sich der Weg schwer an.
Aber selbst dann trägt uns ein unsichtbares Band:
bedingungslose Liebe.
Eine Liebe, die sich nicht an Normen oder Erwartungen
misst.
Eine Liebe, die frei ist – und dadurch stärker als alles
andere.

In diesem Buch möchte ich zeigen, dass Autismus nicht nur
Herausforderungen mit sich bringt, sondern auch eine
besondere Art der Wahrnehmung, die unsere Welt
bereichern kann.
Eine Sichtweise, die uns einlädt, innezuhalten, genauer
hinzusehen und die Vielfalt des Lebens zu feiern.
Denn wer einmal gelernt hat, mit dem Herzen zu sehen,
wird erkennen:
Die Welt ist viel bunter, viel tiefer, viel schöner, als wir
manchmal glauben.

Und vielleicht – nur vielleicht – erkennen wir irgendwann:
Nicht die Lautesten prägen diese Welt.
Sondern jene, die still und beständig ihr eigenes Licht
leuchten lassen.

Kaya ist eines dieser Lichter.
Und ich bin unendlich dankbar, dass ich es sehen darf.

„Liebe fragt nicht, ob du anders bist.

Sie ist einfach da."

Meine Motivation – Warum ich dieses Buch schreibe

Während einer Reise nach Istanbul saß ich in einem kleinen Café und entschied ganz spontan, mir die Zukunft vorhersagen zu lassen – durch Kaffeesatzlesen und Tarotkarten.
Beides wurde gegen eine kleine Gebühr angeboten, und obwohl ich mit eher gemischten Gefühlen dort saß, ließ ich mich darauf ein.

Schon während der Sitzung spürte ich, dass mich die Atmosphäre nicht wirklich berührte.
Vielleicht war es die fremde Sprache, vielleicht die Müdigkeit der Reise oder vielleicht mein innerer Widerstand gegenüber dem Gedanken, mein Schicksal in Karten oder Tassen lesen zu lassen.

Weil ich oft Gesagtes schnell wieder vergesse und das Erlebte später mit meinen Freundinnen – die ebenfalls dabei waren – teilen wollte, nahm ich die Sitzung heimlich mit meinem Handy auf.
Nicht, um es später ernsthaft zu analysieren, sondern mehr als kleine Erinnerung an einen ungewöhnlichen Moment.

Trotzdem verließ ich das Café mit dem Gedanken:
„Das war wohl nichts."

Doch wenige Monate später, mitten in einem dieser stillen
Momente des Alltags – beim Wäscheaufhängen oder
Kochen, ich weiß es nicht mehr genau –, schoss mir ein
Satz der Wahrsagerin völlig unvermittelt wieder durch den
Kopf:
„Du wirst ein Buch über das Thema Autismus schreiben."

Ich musste lächeln.
Ein Lächeln, das irgendwo zwischen Belustigung und
Nachdenklichkeit schwebte.
Es klang absurd – und doch fühlte es sich plötzlich nicht
mehr so abwegig an wie damals in dem kleinen Café.
Es fühlte sich... möglich an.
Fast so, als wäre der Gedanke in mir gereift, ohne dass ich
es bemerkt hätte.

Wochen später war es dann so weit:
An einem unscheinbaren Nachmittag griff ich nach dem
Notizblock meiner Tochter Berfin – einem Block voller
bunter Kritzeleien, kleinen Herzchen, Sonnen und schiefen
Buchstaben – und begann einfach zu schreiben.
Ohne Plan.
Ohne Erfahrung.
Ohne literarische Ambitionen – aber mit Gefühl.
Mit Bauch.
Mit Herz.

Jeder Satz, den ich schrieb, war wie ein kleiner Stein auf einem neuen Weg, den ich selbst erst langsam entdeckte.
Ein Weg, der keine Landkarte hatte.
Kein klares Ziel.
Nur den Wunsch, das, was in meinem Herzen war, nach außen zu tragen.

Ich wollte meine Gedanken sortieren.
Unser Erlebtes festhalten.
Die leisen und die lauten Momente.
Die Hoffnungen und die Ängste.
Die Verzweiflung ebenso wie die kleinen Siege, die niemand sah, außer wir.

Und vielleicht – ganz vielleicht – irgendwann eine Mutter erreichen, die sich ebenso allein fühlte wie ich an manchen Tagen.
Eine Mutter, die nachts wach lag und sich fragte, ob sie genug war.
Ob sie stark genug war.
Ob sie verstanden wurde.

Wenn ich mit diesem Buch nur eine einzige Seele berühren könnte, dann, dachte ich, hätte sich jeder Satz gelohnt.
Jedes zögernde Wort.
Jeder Moment des Zweifelns.

Denn am Ende geht es nicht nur darum, unsere Geschichte zu erzählen.

Es geht darum, ein Stück von dem Licht weiterzugeben, das uns selbst manchmal gefehlt hat.

Und so schrieb ich – einen Satz nach dem anderen, ein Herzschlag nach dem nächsten.

„Dort wo andere Hindernisse sehen,
wachsen in meinem Herzen Brücken aus
Mut"

Die ersten Tränen

In seinen ersten Lebensmonaten entwickelte sich Kaya ganz altersgemäß.
Er nahm Blickkontakt auf, lachte, wenn man ihn lobte, krabbelte fleißig – und machte kurz nach seinem ersten Geburtstag seine ersten selbstständigen Schritte.
Alles schien in bester Ordnung.

Mit 18 Monaten kam er in die Krippe – in dieselbe liebevolle Einrichtung, die auch seine große Schwester Berfin besucht hatte.
Die Eingewöhnung verlief problemlos.
Kaya schien sich wohlzufühlen, und ich war dankbar, wie offen und herzlich er aufgenommen wurde.
Ich machte mir keine Sorgen.
Alles fühlte sich so normal an – so selbstverständlich, so beruhigend.

Einige Wochen später stand das erste Entwicklungsgespräch an.
Von Berfin war ich gewohnt, dass diese Gespräche von kleinen, liebevollen Momenten geprägt waren: von fröhlichen Erzählungen, kleinen Fortschritten und einem sanften Lächeln der Erzieherinnen.

Ich ging also ohne große Erwartungen in die Kita.
Vor allem aber: ohne Sorgen.
Ich dachte, ich wüsste, was mich erwartete.

Doch dieses Gespräch war anders.
Ganz anders.

Ich hatte auf liebevolle Beobachtungen gehofft –
stattdessen traf mich ein Satz, der sich tief in mein Herz
brannte:
„Ich habe in meinen 20 Berufsjahren noch nie so ein Kind
gesehen."

Ich war wie erstarrt.
Mein Herz schlug schneller, mein Kopf rauschte.
Alles in mir wollte aufstehen und einfach weglaufen –
irgendwohin, wo diese Worte nicht existierten.

Ich hörte zu – und gleichzeitig auch nicht.
Die Erzieherinnen sprachen weiter, erklärten ruhig und
sachlich:
Dass Kaya sich in all den Monaten kaum weiterentwickelt
habe.
Dass er sich nur schwer an Regeln halte.
Dass er am Morgenkreis kaum teilnehme, stattdessen in
seiner eigenen kleinen Welt verweile.
Dass er sich nicht für die anderen Kinder interessiere.
Keine Freundschaften schließe.

Sich nicht einfüge.
Nicht anpasse.

Dass er zwar körperlich da sei – aber innerlich irgendwie
fern.

Jedes Wort traf mich wie ein Stich ins Herz.
War mein Kind wirklich so „anders"?
Hatte ich all das übersehen?
War ich vielleicht eine schlechte Mutter?

Die Gedanken überschlugen sich.
Ich suchte verzweifelt nach einer Erklärung – fand aber nur
Leere.
Ein Gefühl, als würde der Boden unter mir aufbrechen.
Alles, worauf ich vertraut hatte, schien plötzlich nicht mehr
sicher.

Die Aussagen der Erzieherinnen trafen mich hart.
Irgendwann war ich nicht mehr in der Lage, bewusst
zuzuhören.
Ich erinnere mich nur noch verschwommen daran, dass sie
mir empfahlen, eine Frühförderung in Anspruch zu
nehmen.

Als ich später im Auto saß, fiel alles von mir ab.
Die Fassade.
Die Haltung.
Die Stärke, die ich mir mühsam eingeredet hatte.

Ich konnte nicht mehr.
Ich brach in Tränen aus.

Es waren die ersten – aber nicht die letzten – Tränen
meiner Verzweiflung.
Tränen voller Angst um mein Kind.
Tränen voller Schuldgefühle, weil ich nichts bemerkt hatte.
Tränen der Ohnmacht, weil ich spürte, dass wir auf eine
Reise geschickt wurden, auf die ich nicht vorbereitet war.

Ich saß lange da, das Lenkrad fest umklammert, den Kopf
gesenkt.
Fühlte mich machtlos, verloren, klein.
Zerbrechlich wie selten zuvor.

Warum sah man nur das, was fehlte?
Warum erkannte niemand, was in Kaya steckte?
Warum sprach niemand über seine Stärken, über sein
einzigartiges Licht?
Warum hatte er angeblich keinen einzigen
Entwicklungsschritt gemacht?
Und warum – warum hatte ich es nicht gesehen?

In mir wuchs ein lähmendes Gefühl:
Vielleicht hatte ich versagt.
Vielleicht hatte ich nicht genug hingesehen.
Nicht genug getan.
Nicht genug geliebt.

Die Selbstzweifel nagten an mir wie kleine,

unaufhaltsame Tropfen auf Stein.

Ich fragte mich, ob ich die feinen Zeichen übersehen hatte – die kleinen, stillen Fortschritte, die vielleicht niemandem auffielen, weil sie nicht in die Schablonen der Norm passten.

Vielleicht hatte Kaya längst gesprochen – auf seine Weise. Vielleicht hatte er längst gelächelt – für diejenigen, die genau hinsahen.

Vielleicht hatte ich es nur nicht verstanden.

Und während die Sonne draußen langsam unterging und die Welt sich weiterdrehte, saß ich da – festgefroren zwischen Trauer und Angst.

Aber tief in meinem Inneren – noch winzig klein, fast überhörbar – regte sich etwas anderes.

Eine zarte, fast schüchterne Entschlossenheit.

Ein stilles, inneres Versprechen an meinen Sohn:

Egal, was kommt – ich werde an deiner Seite sein.

Ich werde lernen, mit ihm zu sehen, nicht gegen ihn. Ich werde versuchen, seine Sprache zu verstehen, auch wenn sie leise und unkonventionell ist.

Ich werde kämpfen, wenn er kämpfen muss – und loslassen, wenn er Raum braucht.

Ich werde seine Stärken suchen – nicht seine Defizite zählen.

Damals wusste ich noch nicht, wie steinig dieser Weg werden würde.
Wie oft ich an meine eigenen Grenzen stoßen würde.
Wie viele Tränen noch fließen, wie viele Zweifel noch kommen würden.

Aber ich wusste eines sicher:
Ich würde diesen Weg gehen.
Für Kaya.
Für uns.
Für die Liebe, die alles trägt.

Und rückblickend – heute, Jahre später – weiß ich:
Genau diese erste Träne war nicht das Ende.
Es war der Anfang.
Der Anfang einer neuen Art, zu lieben.

„In den kleinen Momenten liegt oft die Größte Wahrheit unserer Liebe."

Der erste Schritt ins Ungewisse – Frühförderung

Wenn ein Kind in seiner Entwicklung verzögert ist oder
Auffälligkeiten zeigt, kann eine rechtzeitige Frühförderung
helfen – mögliche Folgen mildern oder im besten Fall sogar
beheben.

Als Mutter war mir das theoretisch bewusst.
Ich hatte davon gelesen, Broschüren gesehen, Erklärungen
gehört.
Ich kannte die Begriffe, die Konzepte, die guten Ratschläge.

Doch als es plötzlich um mein eigenes Kind ging, fühlte
sich alles fremd und beängstigend an.
Fremd, weil ich nicht wusste, was auf uns zukam.
Beängstigend, weil ich ahnte, dass nichts mehr so sein
würde, wie ich es mir erträumt hatte.
Es war, als würde ich in einen dichten Nebel treten, ohne
zu wissen, wohin der Weg führte.

Nur wenige Wochen nach dem Gespräch mit den
Erzieherinnen begannen wir mit der Förderung.
Es ging alles schneller, als ich erwartet hatte – und trotzdem
fühlte ich mich unvorbereitet.
Ich wusste nicht, was uns erwartete.
Ich wusste nur eines:

Ich will das Beste für mein Kind.
Ich würde alles tun, um ihn zu unterstützen.
Auch wenn ich selbst kaum wusste, wo dieser Weg
hinführen würde.
Auch wenn jeder Schritt sich anfühlte wie ein Tasten im
Dunkeln.

Eine Fachkraft kam zweimal pro Woche – einmal zu uns
nach Hause und einmal in die Krippe.
Jedes Treffen war eine kleine Mutprobe, ein vorsichtiges
Herantasten an eine neue Welt.

Kaya reagierte sehr sensibel auf neue Menschen, auf
ungewohnte Situationen.
Jede Begegnung war eine Herausforderung – für ihn, aber
auch für mich.
Ich beobachtete ihn genau, versuchte, ihn zu verstehen,
seine Signale zu lesen, seine kleine Welt zu betreten.
Und fühlte mich dabei oft machtlos.
Es war, als würde ich vor einer Tür stehen, zaghaft
anklopfen – und hoffen, eingelassen zu werden.

Die Therapeutin bemühte sich mit viel Geduld, sein
Interesse für Montessori- und Motorikspiele zu wecken.
Sie zeigte Einfühlungsvermögen, Fachwissen,
Fingerspitzengefühl – sie versuchte, Brücken zu bauen
zwischen ihrer Welt und der von Kaya.

Und trotzdem schien Kaya kaum darauf anzusprechen.
Wenn er spielte, dann auf eine ganz eigene Art:

Er zweckentfremdete die Spielzeuge, drehte sie in den Händen, sortierte sie nach Farben oder Formen – oder beschäftigte sich gar nicht erst damit.

Manchmal wirkte es, als würde er in seiner eigenen Welt leben.
Eine Welt, zu der ich keinen Zutritt hatte.
Eine Welt, die eigene Regeln kannte, eigene Melodien spielte.

Ich stand davor, klopfte leise an, hoffte auf ein Zeichen.
Aber oft blieb die Tür geschlossen.

Noch mehr beunruhigte mich seine Reaktion auf die Therapeutin selbst.
Schon ihre bloße Anwesenheit machte ihn unruhig – ja, nervös.
Er wich ihr aus, vermied den Blickkontakt, zog sich zurück.
Manchmal lief er einfach davon, versteckte sich hinter Möbeln oder hinter mir.

Ich fragte mich: Ist das normal?
Oder ist das schon ein Zeichen?
War es Überforderung?
Oder etwas, das tiefer lag?
Etwas, das sich nicht einfach "wegfördern" ließ?

Nach einigen Wochen intensiver Beobachtung sprach die Therapeutin schließlich eine Empfehlung aus:
„Ich bin keine Ärztin und darf keine Diagnose stellen. Aber

ich vermute, dass Kaya autistisch sein könnte. Ich habe
Erfahrung mit Kindern aus dem Autismuszentrum."

Autismus? Kaya?
Dieses eine Wort ließ alles stillstehen.
Es hing in der Luft.
Schwer.
Laut.
Und doch völlig still.

Autismus – das war nicht einfach ein Begriff.
Es war eine neue Welt, die sich öffnete.
Eine Welt voller Fragen, Unsicherheiten, Ängste.
Eine Welt, die ich nicht kannte – und die mich gleichzeitig
unaufhaltsam hineinrief.

Aber auch – das sollte ich erst viel später verstehen – eine
Welt voller Wunder.

Behutsam schlug die Frühförderfachkraft vor, einen Termin
in einem Sozialpädiatrischen Zentrum (SPZ) zu
vereinbaren.
Dort könnten Experten Kaya genauer beobachten, um
herauszufinden, was hinter seinen besonderen
Verhaltensweisen steckte.

Sie bot uns sogar an, uns zu diesem ersten wichtigen
Termin zu begleiten – um uns zu unterstützen, um Fragen
abzufangen, um einfach da zu sein.
Ein Angebot, das mich in diesem Moment tief berührte.

Denn obwohl ich mich innerlich so allein fühlte, war ich nicht ganz allein.

Ich erinnere mich noch genau an den Abend nach diesem Gespräch.
Ich saß auf dem Sofa, hielt Kaya im Arm, roch an seinen Haaren, hörte seinen Atem.
So friedlich.
So vertraut.
So geliebt.

Und inmitten all der Unsicherheit spürte ich eine Wahrheit, die stärker war als jede Angst:
Ich werde ihn beschützen.
Ich werde für ihn da sein – egal, was kommt.
Ich werde lernen, wachsen, kämpfen, lieben.

Unsere lange Reise begann.
Ein erster Schritt ins Ungewisse.
Ein Schritt voller Zweifel.
Aber auch ein Schritt voller Hoffnung.
Voller Liebe.

Ein Schritt, der alles veränderte – und doch genau richtig war.

„Jeden Tag lerne ich, auf meine eigene
Weise stark zu sein."

Ich beobachte Kaya

Der Begriff „Autismus" war mir natürlich bekannt.
Ich hatte schon davon gehört – in Reportagen, Artikeln, in
Gesprächen.
Es war ein Wort, das irgendwo am Rande meiner Welt
existierte, weit entfernt, beinahe abstrakt.
Doch was bedeutete dieses Wort, wenn es plötzlich mein
eigenes Kind betraf?

Warum sah die Therapeutin bei Kaya Anzeichen für etwas,
das ich selbst nicht erkannt hatte?
Warum hatten mir all die täglichen Begegnungen, all die
kleinen und großen Momente, nicht deutlicher gezeigt, dass
etwas anders war?

Ich merkte schnell, dass ich nicht genug wusste.
Ich war eine Mutter, die plötzlich vor einem riesigen
Fragezeichen stand – und wie so viele griff ich zuerst zum
Handy.
Ich googelte, las Blogs, durchforstete Foren.
Ich kaufte Bücher, lieh mir Fachliteratur aus der Bibliothek,
sog jede Information auf, die ich finden konnte.

Ich wollte verstehen.
Ich musste verstehen.

Es war, als würde ich ein unsichtbares Netz durchqueren –
tastend, suchend, hungrig nach Klarheit.

Dabei wurde mir auch bewusst:
In meinem Familienkreis, meinem Bekanntenkreis, meinem
gesamten Umfeld kannte ich niemanden, der offiziell im
Autismus-Spektrum war.
Autismus war für mich bis dahin ein Begriff aus
Dokumentationen, Artikeln, vielleicht Erzählungen – aber
kein gelebter Teil meines Alltags gewesen.
Jetzt aber war er da.
Mitten in meinem Leben.
Mitten in meinem Herzen.

Doch je mehr ich las, desto verwirrter wurde ich.
Das Autismus-Spektrum ist so weit gefasst, dass fast jede
Besonderheit irgendwo hineinpasste.
Einige Beschreibungen trafen auf Kaya zu, andere gar nicht.
Ich suchte nach Sicherheit – fand aber nur weitere Fragen.
Je tiefer ich eintauchte, desto mehr schien sich der Boden
unter mir aufzulösen.

Also hörte ich auf zu lesen – und begann, ihn ganz bewusst
zu beobachten.
Nicht durch die Brille von Diagnosen oder Fachartikeln.
Sondern mit meinen eigenen Augen.
Mit meinem Herzen.

Ich wollte Kaya nicht durch ein Raster pressen.
Ich wollte ihn sehen.
Echt. Unverfälscht.

Mit seinen knapp drei Jahren fiel mir auf, wie oft er mit den
Händen flatterte – besonders beim Laufen oder wenn er
sich freute.
Ein zartes Wippen, ein unkontrollierbares Zucken –
manchmal fast wie ein kleiner Tanz.
Für Außenstehende vielleicht merkwürdig.
Für mich plötzlich ein möglicher Hinweis.

Er konnte nur für sehr kurze Momente Blickkontakt halten.
Wenn ich seinen Namen rief, reagierte er oft nicht.
Es war, als würde er mich nicht hören – oder als würde
mein Rufen ihn nicht erreichen.
Und doch wusste ich, dass sein Gehör in Ordnung war.
Ich hörte ihn nachts leise auf Geräusche reagieren,
bemerkte, wie er auf Lieblingsmelodien lauschte.
Es war nicht das Hören, das anders war – es war das
Wahrnehmen.

Rollenspiele, bei denen man verschiedene Rollen einnimmt,
interessierten ihn nicht.
Er nahm sein Spielzeug selten so, wie es gedacht war – er
legte Autos in akkuraten Reihen, drehte Gegenstände,
betrachtete stundenlang winzige Details.
Manchmal wirkte es, als ob er die Dinge auf einer anderen

Ebene betrachtete – tiefer, konzentrierter, jenseits dessen, was wir auf den ersten Blick sehen.

Andere Kinder ignorierte er größtenteils.
Selbst seiner Schwester Berfin begegnete er oft abweisend – als würde sie seine Welt stören.
Wenn sie sich ihm näherte, wich er aus, schubste sie, biss oder zog an ihren Haaren.
Und manchmal ging er einfach wortlos in ein anderes Zimmer.
Es war kein Zorn, kein Trotz – es war, als wäre es ihm einfach zu viel.

Am deutlichsten war jedoch das Ausbleiben der Sprache.
Während andere Kinder in seinem Alter ihre ersten kleinen Sätze sprachen, blieb Kaya still.
Er zeigte auf Dinge, zog mich an der Hand, machte Geräusche – aber Worte kamen kaum.
Sein Schweigen war keine Stille – es war eine eigene Sprache, die ich zu verstehen versuchte.

Und doch zeigte sich auf eine andere, fast magische Weise, wie viel in ihm steckte:
Bereits mit zwei Jahren konnte Kaya in drei Sprachen – Deutsch, Englisch und Türkisch – die Zahlen erkennen und benennen.
Er kannte die Farben, konnte geometrische Formen sicher unterscheiden, benannte viele verschiedene Tiere und hatte eine beeindruckende Sammlung von Kinderliedern

auswendig gelernt.

Er kannte das Alphabet nicht nur vorwärts, sondern auch rückwärts – und konnte die Buchstaben in der richtigen Reihenfolge aufzählen.

Diese auswendig gelernten Dinge beherrschte er

sicher und fehlerfrei.
Und doch sprach er nicht mit uns.
Er kommunizierte nicht über Wünsche, nicht über Gefühle.
Er sagte keine Sätze, er stellte keine Fragen.

Seine Welt bestand aus Wissen – präzise, faszinierend – aber sprachlich blieb sie für uns lange Zeit verschlossen.

All diese Beobachtungen verdichteten sich langsam.
Wie Puzzleteile, die sich trotz aller Hoffnung und aller inneren Widerstände zusammenfügten.
Jedes kleine Detail ergab auf einmal ein größeres Bild.
Ein Bild, das ich erst zaghaft, dann immer klarer zu erkennen begann.

Ich konnte nicht mehr leugnen, was sich abzeichnete.
Ich wollte es nicht wahrhaben – aber ich sah es.

Kaya befand sich mit seinem Verhalten und seiner Entwicklung mitten im Autismus-Spektrum.
Nicht irgendwo am Rand, nicht vielleicht – sondern mittendrin.

Nicht als Ausnahme, sondern als Teil seiner einzigartigen
Wirklichkeit.

Und so kam der Moment, an dem ich wusste:
Wir brauchen Klarheit.
Eine offizielle Diagnose.
Fachleute, die uns helfen können.
Einen Weg, der nicht an Normen gemessen wird – sondern
an Kaya selbst.
An seinem Tempo. Seiner Welt. Seinem Sein.

Unser nächster Schritt war unvermeidlich.
Und trotzdem machte er mir Angst.
Eine Angst, die tief ging.
Eine Angst, die sich wie eine schwere, drückende Decke
über mich legte.
Aber hinter ihr lag auch etwas anderes – eine leise
Entschlossenheit, die ich erst viel später wirklich begreifen
sollte.

Ein inneres Versprechen:
Egal, was geschieht – ich werde an seiner Seite bleiben.
Immer.

„Es ist okay, manchmal zu fallen. Wichtig ist nur, dass ich wieder aufstehe."

SPZ – Der erste Termin:
Die Verdachtsdiagnose

Der nächste Schritt auf unserer Reise führte uns ins SPZ –
das Sozialpädiatrische Zentrum.
Ein SPZ ist eine spezialisierte Einrichtung, die sich auf die
Diagnostik und Behandlung von Kindern mit
Entwicklungsauffälligkeiten, chronischen Erkrankungen
oder besonderen Förderbedarfen konzentriert.
Dort arbeiten Ärzt:innen, Therapeut:innen und
Psycholog:innen eng zusammen, um eine umfassende
Einschätzung zu ermöglichen – aus verschiedenen
Blickwinkeln, mit gebündeltem Fachwissen.

Allein das Wort ließ mich nervös werden.
Ich hatte so viele Geschichten gehört, so viele
widersprüchliche Erfahrungsberichte gelesen.
Manche sprachen von monatelangen Wartezeiten, von
überfüllten Fluren, von unpersönlichen Begegnungen.
Andere erzählten von einfühlsamen Teams, von ersten
Lichtblicken, von endlich gefühlter Unterstützung.
Ich wusste nicht, was uns erwartete – nur, dass dieser
Termin wichtig war.

Nach einigen Wochen Wartezeit war es so weit.
Ich weiß noch, wie angespannt ich war.
Wie mein Herz schlug, viel zu schnell, viel zu laut.

Ich hatte eine Mappe vorbereitet – sorgfältig sortiert, mit
allen Unterlagen, Entwicklungsbögen, Beobachtungen.
Alles, was uns helfen könnte, Kaya so gut wie möglich
darzustellen, lag fein säuberlich in Klarsichthüllen.
Ich wollte vorbereitet sein, jede Frage beantworten können,
jeden Zweifel ausräumen.

Und gleichzeitig fühlte ich mich vollkommen unvorbereitet.
Was, wenn ich etwas vergaß?
Was, wenn ich nicht die richtigen Antworten geben konnte?
Was, wenn man mir sagte, ich übertreibe?
Dass ich alles nur schlimmer sehe, als es ist?

Wir betraten das Gebäude, hielten Kaya an der Hand.
Er war ruhig, fast wie immer in unbekannten Umgebungen.
Aber ich sah die kleinen Zeichen:
Die leicht angespannte Körperhaltung.
Die flatternden Finger, die rastlos durch die Luft schnitten.
Den Blick, der allem und nichts gleichzeitig folgte.
So viele neue Eindrücke, Gerüche, Geräusche – ein wahres
Feuerwerk für seine Sinne.

Ich versuchte, ihn mit ruhigen Worten zu begleiten.
Ihm Sicherheit zu geben – obwohl ich selbst so wenig
davon in mir trug.
Innerlich sprach ich mit mir selbst:

„Ruhig bleiben.
Atmen.
Für ihn stark sein."

Dann begann die Diagnostik.
Die Ärztin stellte viele Fragen – zur Schwangerschaft,
Geburt, Ernährung, Entwicklung, zum Verhalten im Alltag.
Manchmal sehr präzise.
Manchmal so allgemein, dass ich nicht wusste, ob meine
Antworten richtig oder falsch wirkten.

Ich fühlte mich wie unter einem Mikroskop.
Jede Antwort fühlte sich an wie ein Balanceakt zwischen
Wahrheit und Schuldgefühl.
Als müsste ich mich selbst rechtfertigen – für Dinge, die
längst außerhalb meiner Kontrolle lagen.

Kaya wurde beobachtet.
Er spielte – oder vielmehr: er beschäftigte sich mit
einzelnen Gegenständen, so wie er es eben tat.
Er stapelte, sortierte, drehte – aber folgte kaum den
Anweisungen der Ärztin.
Er ließ sich nicht auf Rollenspiele ein, er imitierte nicht, er
wich Blicken oft aus.

Die Fachleute machten sich Notizen.
Sie stellten keine voreiligen Diagnosen, sie bewerteten
nichts.
Aber ich spürte zwischen den Zeilen:

Sie sahen, was ich inzwischen auch sah.

Und das tat weh – auf eine bittersüße Weise.

Am Ende des Termins sagte die Ärztin ruhig und sehr bedacht:

„Wir stellen noch keine endgültige Diagnose. Aber unsere Einschätzung geht in Richtung Autismus-Spektrum."

Es war kein Schock – denn ich hatte es längst geahnt.

Und doch war es ein Moment, in dem mir die Luft wegblieb.

Ein Moment, der etwas veränderte.

Ein Moment, der das unausgesprochene Gefühl in eine greifbare Realität verwandelte.

Ich hatte dieses Wort nun nicht mehr nur aus einem Bauchgefühl heraus gedacht.

Ich hatte es gehört – von einer Fachperson.

Es stand nun im Raum.

Schwer, unausweichlich, echt.

Und ich konnte es nicht mehr verdrängen.

Gleichzeitig war da auch eine gewisse Erleichterung.

Endlich schaute jemand genau hin.

Endlich fühlte ich mich mit meinen Sorgen nicht mehr allein.

Es war, als würde das Gewicht, das ich so lange alleine getragen hatte, ein kleines bisschen leichter.

Wir verließen das SPZ mit einem Zettel in der Hand und hundert Fragen im Kopf.

Einem Zettel, der so unscheinbar aussah – und doch eine neue Richtung in unserem Leben markierte.

Es war nur ein Blatt Papier.

Und doch bedeutete es so viel:

Eine neue Etappe.

Eine neue Aufgabe.

Ein neues Kapitel.

Ich wusste: Das war nur der Anfang.

Aber es war ein Anfang.

Ein Anfang auf einem Weg, der nicht leichter werden sollte – aber klarer.

Ein Weg voller Unsicherheiten, voller neuer Entscheidungen, voller Kämpfe, aber auch voller kleiner Siege.

Ein Weg voller Tränen und Lächeln, voller Zweifel und leiser Triumphe.

Aber auch ein Weg voller Hoffnung.

Für Kaya.

Für uns.

Für ein Leben, das nicht weniger wertvoll war – sondern einfach anders.

Bunter.

Echter.

Tiefer.

Und ich schwor mir:

Egal, wie steinig dieser Weg wird – ich werde ihn mit Liebe gehen.

„Meine größte Stärke? Seine Hand in meiner."

Die Diagnose –
Gewissheit und neue Fragen

Nach dem Termin im SPZ war in mir alles durcheinander.
Ich wusste, dass es nur eine Verdachtsdiagnose war – und
doch fühlte es sich wie eine Bestätigung an.
Ich hatte dieses Wort „Autismus" nicht nur gedacht oder
gelesen, ich hatte es gehört – von einer Fachperson.
Und das veränderte alles.

Einige Wochen später erhielten wir einen Termin in einer
kinder- und jugendpsychiatrischen Praxis.
Ein weiterer Schritt auf einem Weg, der mir gleichzeitig
Hoffnung und Angst machte.
Hoffnung auf Antworten.
Angst vor dem, was diese Antworten bedeuten könnten.

Die Diagnostik dort bestand aus mehreren Bausteinen, die
uns helfen sollten, Kaya besser zu verstehen.
Und vielleicht auch: die Türen zu Unterstützungsangeboten
zu öffnen, die wir dringend brauchen würden.

Zunächst führten wir ausführliche Eltern- und
Anamnesegespräche.
Wir schilderten unsere Beobachtungen, sprachen über
Kayas Entwicklung von Geburt an, berichteten von

unserem Alltag mit ihm.

Es war seltsam, all diese kleinen und großen Momente in Worte zu fassen – Momente, die für uns längst selbstverständlich geworden waren.

Manches fühlte sich fast falsch an, so nüchtern beschrieben zu werden – wo doch hinter jedem Satz unzählige Gefühle standen.

Wie erklärt man, dass das eigene Kind nicht einfach „nicht spricht", sondern eine eigene, stille Sprache hat?
Wie fasst man Liebe in Diagnoseschablonen?

Anschließend folgten verschiedene Testverfahren.
Bei der Entwicklungs- und Intelligenzdiagnostik wurde Kaya spielerisch getestet.
Während andere Kinder sich vielleicht neugierig auf die Aufgaben eingelassen hätten, war es für Kaya oft schwer, sich darauf einzulassen.
Neue Situationen, fremde Menschen, ungewohnte Anforderungen – das alles bedeutete für ihn Stress.
Manchmal verweigerte er sich, manchmal wich er aus, manchmal tauchte er einfach in seine eigene Welt ab, in eine Welt, die ihn schützte.

Ein weiterer wichtiger Teil war das autismus-spezifische Verfahren, bei dem unter anderem der ADOS-Test zum Einsatz kam – ein anerkanntes Beobachtungsverfahren zur Einschätzung von sozialer Interaktion, Kommunikation und Spielverhalten.

Kaya wurde in verschiedenen Situationen beobachtet, und obwohl vieles spielerisch war, wurde uns dabei noch einmal bewusster, wie anders er sich verhielt – auf seine ganz eigene, liebevolle Weise.

Er sprach nicht viel.
Er wich Blicken aus.
Er folgte nicht den vorgegebenen Regeln.
Und doch strahlte er etwas so Einzigartiges aus, dass es fast wehtat, ihn in diesem Rahmen „bewertet" zu sehen.

Auch die allgemeine Verhaltensbeobachtung spielte eine große Rolle.
Wie reagierte er auf Kontaktversuche?
Wie spielte er?
Wie nahm er die Umgebung wahr?
All diese Eindrücke ergaben schließlich ein umfassenderes Bild.

Nach mehreren Terminen stand die Diagnose fest:
Autismus-Spektrum-Störung.

Wieder war es ein bewegender Moment.
Obwohl ich innerlich darauf vorbereitet war, traf mich die offizielle Bestätigung mit voller Wucht.
Ich hielt das Schreiben mit der Diagnose in der Hand, las die Fachbegriffe, die Einschätzungen – und fühlte gleichzeitig Trauer, Erleichterung, Angst, Klarheit und Liebe.
Es war, als würde jemand etwas Unausgesprochenes

aussprechen – etwas, das ich längst geahnt hatte und doch nicht hören wollte.

Beim Abschlussgespräch empfahl uns der Psychologe schließlich, in besonders schwierigen Situationen auf sogenannte Beruhigungsmittel zurückzugreifen, um Kayas Stress zu verringern.
Doch mein Bauchgefühl schrie laut auf.
Alles in mir wusste: Das ist nicht unser Weg.
Wir lehnten ab – und haben bis heute, trotz aller Herausforderungen, nicht auf solche Mittel zurückgreifen müssen.

Kaya sollte die Chance haben, die Welt auf seine eigene Weise zu erobern – nicht gedämpft, nicht verstummt, sondern echt und pur.
Seine Gefühle sollten nicht stillgelegt werden, nur weil sie manchmal schwer zu tragen waren.

Uns war aber auch bewusst:
Jedes Kind ist einzigartig.
Jede Familie geht ihren eigenen Weg.
Und manchmal kann es – zum Schutz des Kindes und aller Beteiligten – notwendig und richtig sein, medizinische Unterstützung in Anspruch zu nehmen.
Diese Entscheidung muss immer individuell und voller Verantwortung getroffen werden.

Für Kaya war unser Weg bisher der richtige – aber wir wissen auch, dass Wege sich ändern können.

Es war der Moment, in dem Gewissheit kam – und gleichzeitig tausend neue Fragen auftauchten.

Was bedeutet das für Kayas Zukunft?
Wird er sprechen lernen?
Wird er Freunde finden?
Wird er glücklich sein?

Und doch: Diese Diagnose war mehr als ein Etikett.
Sie war ein Schlüssel.
Sie öffnete Türen zu wichtigen Unterstützungsangeboten.
Sie half uns, Kaya besser zu verstehen – und ihm das zu geben, was er wirklich braucht.

Sie war nicht das Ende eines Traums, sondern der Anfang eines neuen Weges.
Eines Weges, der vielleicht anders aussah – aber nicht weniger schön sein musste.
Eines Weges, der nicht nach „normal" strebte, sondern nach „echt".
Nach einem Leben, das seinen eigenen Rhythmus, seine eigenen Farben, seine eigene Melodie hat.

Vor allem aber hat sie uns eines gezeigt:
Kaya ist nicht falsch.
Er ist nicht verloren.
Er ist nicht weniger.

Er ist einfach anders.
Und genau so, wie er ist, ist er unendlich wertvoll.

Unendlich geliebt.
Unendlich richtig.

Und ich würde diesen Weg, mit all seinen Unsicherheiten
und all seiner Schönheit, immer wieder gehen.
Für ihn.
Für uns.
Für die Liebe, die keine Bedingungen kennt.

„Es gibt Tage, da scheint alles schwer. Und genau an diesen Tagen wachsen unsere Wurzeln tiefer.“

Die Vaterperspektive

In vielen Familien sind es oft die Mütter, die die ersten Warnzeichen sehen, sich informieren, Hilfe suchen, kämpfen.

Auch bei uns war es anfangs so – aber ich möchte an dieser Stelle bewusst Raum schaffen für jemanden, der von Anfang an still und stark an unserer Seite stand:

Kayas Papa.
Mein Mann.
Mahir.
Er war von Beginn an der Optimistischere von uns beiden.
Der Mutmacher.
Der, der nie zuließ, dass ich in negativen Gedanken versank.
Wenn ich zweifelte, weinte oder mich erschöpft fühlte, war er es, der mich auffing.

Er sagte Sätze wie:

„Wir schaffen das. Kaya ist wundervoll. Und wir sind ein gutes Team."

Er war nie der laute Kämpfer.

Aber er war konstant.

Standhaft.

Liebevoll.

Seine stille Stärke hat uns als Familie getragen – in Momenten, in denen ich glaubte, keine Kraft mehr zu haben.

Natürlich war auch er manchmal überfordert.

Auch ihn hat das Wort „Autismus" anfangs verunsichert.

Aber er hat nie Kaya infrage gestellt.

Nie unsere Familie.

Nie uns.

Mahir hatte – und hat – eine ganz eigene Art, Kaya zu begegnen.

Still, beobachtend, geduldig, mit einem liebevollen Lächeln.

Oft wirkt es, als würden die beiden sich ohne Worte verstehen.

Als Vater eines autistischen Kindes steht er vor einer besonderen Aufgabe.

Unser Alltag mit Kaya erfordert belastbare Nerven, Geduld, Hingabe und sehr viel Liebe.

Manchmal kostet es Kraft, manchmal fordert es mehr als gedacht.

Und doch: Für Mahir bleibt Kaya das normalste Kind der Welt – unser Kaya.

Gemeinsame Aktivitäten zwischen Vater und Sohn sind für die beiden kostbare Momente der Verbindung.

Und Mahir sieht nicht nur die Herausforderungen, sondern auch die Chancen:

Die Möglichkeit, an dieser Aufgabe zu wachsen.

Die Möglichkeit, emotionale Stärke und tieferes Verständnis zu entwickeln.

Denn mit der Verantwortung, die er übernimmt, wächst er selbst – als Vater, als Mensch.

Leider sind sich viele Väter nicht bewusst, wie wertvoll diese Rolle ist – nicht nur für ihr Kind, sondern auch für sie selbst.

Mahir hat mir immer wieder gezeigt, dass Väter eine ganz eigene, unersetzliche Kraft in das Leben ihrer Kinder bringen können.

Gerade dort, wo das Leben leiser, herausfordernder oder „anders" ist.

Und dann sagte Mahir einmal einen Satz, der mir bis heute Gänsehaut macht:

„Wenn ich mir unseren Sohn noch einmal ausmalen könnte – dann würde ich ihn mir genau so wünschen, wie er ist."

Ein Satz, der bleibt.
Ein Satz, der alles sagt.
Wenn ich heute zurückblicke, dann weiß ich:
Ohne ihn wäre ich nicht da, wo ich jetzt bin.

Ohne seine Zuversicht, ohne seine Liebe, ohne seine
Geduld.

Und auch Mahir selbst hat sich verändert – auf eine stille,
tiefe Weise.

Kaya hat ihn geprägt, ihn wachsen lassen.

Er ist geduldiger geworden, feinfühliger, nachdenklicher.

Er trägt heute eine Sanftheit in sich, die in all der Stärke
mitschwingt – eine Sanftheit, die Kaya in ihm geweckt hat.

Und bei allem, was er ist und tut, zeigt sich eines immer
wieder:

Mahir ist ein wunderbarer Vater.
Ein Vater, wie Kaya ihn braucht.
Ein Vater, den man sich nur wünschen kann.
Nicht nur für Kaya – sondern auch für unsere Tochter
Berfin.
Für beide ist er der Fels in der Brandung, der immer da ist,
der auffängt, der stärkt, der liebt.

Ein Vater, der ihnen zeigt: Du bist richtig, genau so, wie du
bist.

Mahir hat mich immer wieder daran erinnert, worauf es
wirklich ankommt:

Dass wir als Eltern zusammenhalten.
Dass wir Vertrauen haben.
Dass Liebe nicht heilbar – aber heilsam ist.

„Nicht immer sieht die Welt unsere kleinen Wunder. Aber wir sehen sie – jeden Tag."

Berfin – wie die Schwester die Diagnose verarbeitet

Berfin war gerade einmal acht Jahre alt, als sie erfuhr, dass ihr kleiner Bruder „anders" ist.

Doch für sie war Kaya nie fremd oder seltsam – er war einfach ihr Bruder.

Ihr absolutes Wunschgeschwisterchen.

Sie hatte sich so sehr ein Geschwisterkind gewünscht und war überglücklich, als Kaya auf die Welt kam.

Von Anfang an suchte sie seine Nähe.

Sie wollte mit ihm spielen, ihn beschützen, ihm zeigen, wie sehr sie ihn liebt.

Doch Kaya konnte diese Liebe anfangs nicht erwidern.

Er schob sie weg, zog an ihren Haaren, biss, schlug.

Und doch – Berfin blieb. Immer.

Sie war geduldig. Liebevoll. Zärtlich.

Und obwohl sie selbst noch so klein war, hatte sie ein unfassbares Gespür für ihren Bruder.

Sie verstand instinktiv, dass Kaya anders reagiert – und sie nahm es an, ohne zu klagen.

Ich erinnere mich an unzählige Momente, in denen ich Berfin beobachtete.

Wie sie sich ihm näherte, obwohl er sie weggestoßen hatte.

Wie sie sich ein Spiel überlegte, bei dem Kaya mitmachen konnte.

Wie sie sich über das kleinste Lächeln von ihm freute, als wäre es ein Geschenk.

Und irgendwann – nach Jahren des Versuchens – geschah das Wunder: Kaya ließ sie in seine Welt.

Ganz langsam. Ganz vorsichtig. Aber er ließ sie hinein.

Mit etwa vier oder fünf Jahren begann er, Berfin zum Spielen aufzufordern.

Er suchte ihre Nähe.

Er kuschelte mit ihr.

Und sie war bereit.

Bereit, diese Nähe zu erwidern – mit all der Liebe, die sich so lange aufgestaut hatte.

Heute ist Berfin viel mehr als nur eine große

Schwester.

Sie ist Kayas Vertraute.

Seine beste Freundin.

Und oft sogar seine kleine Ersatzmama.

Sie weiß, was er braucht, noch bevor er es sagen kann.

Sie übersetzt seine Gesten, beruhigt ihn in schwierigen Momenten und gibt ihm Halt.

Dabei ist sie nicht nur geduldig und liebevoll – sie ist auch unglaublich stolz auf ihren Bruder.

Für sie war Kaya nie ein "Problem" oder eine "Belastung".

Für sie war er immer etwas ganz Besonderes – auf eine Art, die sich nicht erklären lässt, sondern nur fühlen.

Berfin hat durch Kaya eine ganz eigene Tiefe und Reife entwickelt.

Eine Art, die Welt mit anderen Augen zu sehen: einfühlsam, verständnisvoll, offen.

Schon in der Grundschule erzählte sie ihren Freundinnen und sogar deren Eltern auf ihre eigene, kindliche Weise von Kaya und seiner Besonderheit.

Ohne Scham.

Ohne Angst.

Mit einer Wärme, die mich oft zu Tränen gerührt hat.

Sie sagte Sätze wie:

„Mein Bruder ist einfach anders. Aber er ist trotzdem der Beste."

Oder:

„Er braucht manchmal länger, aber dafür liebt er umso größer."

Ihre kindliche Ehrlichkeit und ihr großes Herz haben mich damals unglaublich stolz gemacht – und tun es bis heute.

Ich bin so unendlich stolz auf sie.

Auf ihre Geduld, ihre Stärke, ihre Liebe.

Auf das große Herz, mit dem sie durch diese Welt geht – und auf das unsichtbare Band, das sie und Kaya für immer verbindet.

Denn wenn eines ganz klar ist, dann das:
Kaya hat nicht nur eine wundervolle Schwester.
Er hat einen Engel an seiner Seite.

"Manchmal schenken uns Geschwister nicht nur Erinnerungen – sie schenken uns Halt für ein ganzes Leben."

Geschwisterliebe oder lebenslange Verantwortung?

Wenn Eltern eines autistischen Kindes älter werden, stellt sich irgendwann eine schwere Frage:

„Was passiert, wenn wir eines Tages nicht mehr da sind?"

Oft richtet sich der erste Blick auf das Geschwisterkind.

Doch darf man von einem Bruder oder einer Schwester erwarten, dass sie eines Tages die Verantwortung übernehmen?

Ist es Ausdruck tiefer Liebe – oder eine unfaire Last?

In diesem Kapitel möchte ich meine Gedanken dazu teilen.

Gedanken über Ängste, über Wünsche, über das Hoffen auf ein tragfähiges Netz – und über das schmale Gleichgewicht zwischen Geschwisterliebe und Verantwortung.

Berfin und Kaya – eine besondere Verbindung

Ich frage mich immer wieder, ob ich meiner Tochter Berfin später einmal die Verantwortung für ihren Bruder Kaya überlassen dürfte – wenn ich selbst nicht mehr da bin.

Diese Vorstellung berührt mich tief.

Sie macht mir Angst.

Denn ich sehe, wie eng die beiden miteinander verbunden sind, wie viel Liebe zwischen ihnen fließt – und dennoch frage ich mich:

Wäre es richtig, ihr so viel zuzumuten?

Ich wünsche mir von Herzen, dass Berfin ihr eigenes Leben leben darf.

Dass sie Entscheidungen trifft, die nur ihr gehören.

Dass sie frei bleibt – innerlich wie äußerlich.

Ich weiß, dass sie Kaya immer lieben wird.

Und ich bin mir sicher, sie wird für ihn da sein, wenn es nötig ist.

Aber ich möchte nicht, dass sie das Gefühl hat, es sei ihre Aufgabe, ihn zu versorgen.

Denn sie ist seine Schwester.

Nicht seine Mutter.

Diese Rolle gehört nicht automatisch ihr.

Und ich glaube, das ist ein wichtiger Gedanke:

Geschwister sollten keine stillen Nachfolger sein, keine unausgesprochenen Sicherheitsnetze.

Sie sollten begleitet werden – genauso wie das betroffene Kind.

Berfin hat schon heute eine besondere Gabe, ihren Bruder zu verstehen, ihn zu spüren, ihm Halt zu geben.

Aber diese Gabe darf nicht zur Bürde werden.

Sie soll eine Schwester bleiben dürfen, die liebt, weil sie liebt – und nicht, weil sie muss.

Vielleicht ändert sich meine Sichtweise eines Tages.

Vielleicht wachsen wir als Familie in neue Rollen hinein.

Vielleicht entwickeln sich Wege, die ich mir heute noch nicht vorstellen kann.

Das Leben ist voller Überraschungen, voller neuer Möglichkeiten.

Aber für den Moment ist es mir wichtig, Berfin keine Verantwortung aufzubürden, die sie nie selbst gewählt hat.

Ihre Liebe zu Kaya soll frei bleiben.

Nicht belastet, nicht mit Bedingungen verknüpft.

Stattdessen versuche ich, Vertrauen zu schaffen – in Strukturen, in Unterstützungssysteme, in Möglichkeiten, die über die Familie hinausreichen.

In ein Netz, das auch dann trägt, wenn wir es eines Tages nicht mehr können.

Denn Liebe ist groß.

Aber sie darf nicht allein tragen müssen.

Und vielleicht, wenn alles gut geht, wird Berfin eines Tages sagen können:

„Ich liebe meinen Bruder – weil ich es will. Nicht, weil ich es muss."

Das wäre mein größter Wunsch.

„Es gibt Aufgaben, die uns größer machen, als wir es je für möglich gehalten hätten."

Meine größte Angst: Kayas Sicherheit

Es gibt viele Momente mit Kaya, die voller Freude, Liebe und Hoffnung sind.
Aber es gibt auch eine Seite, die mich tief in meinem Innersten ängstigt.
Eine Sorge, die mich nie wirklich loslässt.
Eine Angst, die wie ein ständiger Schatten über unserem Alltag liegt:
Kayas Sicherheit.

Kaya hat eine starke Weglauftendenz.
Und er hat keine realistische Einschätzung von Gefahren.
Straßenverkehr, Wasser, Höhen – all das existiert für ihn, aber nicht als Bedrohung.
Er lebt im Moment.
Ungebremst. Ungefiltert.
Und genau darin liegt die Gefahr.

Unsere Haus- und Grundstückssituation haben wir komplett an diese besondere Herausforderung angepasst.
Unser freistehendes Einfamilienhaus ist rundherum eingezäunt – hohe Zäune, zusätzliche Kindersicherungen an jeder Ecke.
Die Haustür wird stets abgeschlossen, und die Schlüssel müssen versteckt werden.

Denn Kaya hat längst gelernt, Türen selbst zu öffnen – mit oder ohne Schlüssel.

Trotz aller Vorsichtsmaßnahmen gab es Situationen, die sich tief in mein Herz eingebrannt haben.
Als Kaya noch kleiner war, ist er zweimal innerhalb weniger Sekunden entwischt.
Er war plötzlich weg.
Vom Grundstück verschwunden.
Ich kann kaum in Worte fassen, was in diesen Momenten in mir vorging.
Panik. Herzrasen. Ein innerer Schrei.
Diese wenigen Sekunden, in denen ich ihn nicht sah, fühlten sich an wie Jahre.
Wir suchten ihn wie wild – rufend, rennend, verzweifelt.

Einmal fanden wir ihn schließlich auf dem Nachbarsgrundstück, etwa drei Häuser weiter.
Dort stand im Vorgarten ein kleiner Brunnen, der Kaya offenbar magisch angezogen hatte.
Er saß fasziniert davor, als hätte die Welt um ihn herum aufgehört zu existieren.
Mein Mann hatte einen kurzen Moment lang die richtige Eingebung – er rannte dorthin.
Und tatsächlich – Kaya war da.
Unversehrt.
Sicher.
Und doch hatte dieser kleine Vorfall eine tiefe Wunde in

meinem Herzen hinterlassen.

Denn es war pures Glück gewesen.

Ein weiteres Mal entkam Kaya wieder unbemerkt.

Wir entdeckten ihn schließlich gegenüber, auf dem
Grundstück eines Mehrfamilienhauses.

Er war auf eine kleine Katzentreppe gestiegen, die zu einem
Fenster führte – neugierig schaute er hinein, die Hände an
der Scheibe, voller Entdeckerdrang.

Der Bewohner hatte ihn bemerkt, lächelte freundlich, und
doch stockte mir der Atem.

Denn auf dem Weg dorthin hatte Kaya die Straße überquert
– und auch wenn unsere Straße wenig befahren ist, war es
reines Glück, dass in genau diesem Moment kein Auto kam.

Er selbst spürte keine Gefahr.

Er sah keine Bedrohung.

Für ihn war es ein Abenteuer – für uns ein Albtraum.

Diese Erlebnisse haben uns noch wachsamer gemacht.

Sie haben uns gezeigt, dass wir niemals nachlässig werden
dürfen – nicht eine Sekunde.

Denn für Kaya gibt es keine unsichtbaren Gefahrenlinien.

Kein angeborenes Gespür für „Hier ist es sicher" und
„Dort wird es gefährlich".

Er lebt im Jetzt.

Unmittelbar.

Und das macht ihn so faszinierend – und gleichzeitig so
verletzlich.

Auch innerhalb unseres Hauses mussten wir neue Wege finden.

Alle Fenster sind doppelt gesichert.

Manche Fenstergriffe wurden komplett entfernt.

Denn einmal hing Kaya – ohne jede Angst – mit dem halben Körper aus einem Dachfenster.

Er lachte dabei.

Er spürte keine Gefahr.

Er kannte sie nicht.

Eine weitere Besonderheit, die mich sehr beschäftigt, ist seine Schmerzunempfindlichkeit.

Kaya weint selten wegen Schmerzen.

Es muss schon wirklich schlimm sein, damit er reagiert.

Er kann stürzen, sich stoßen, sich schneiden – und zeigt oft kaum eine Reaktion.

Als Mutter zerreißt es mich innerlich, nicht zu wissen:
Tut es ihm weh? Braucht er Hilfe? Oder übersieht er einfach seine eigenen Signale?

Besonders schwer war für mich auch die Phase, in der Kaya eine große Faszination für Glas entwickelte.

Es reizte ihn, Glasgegenstände auf den Boden zu werfen und zuzusehen, wie sie zerbrechen.

Er liebte das Geräusch, die Bewegung, die Splitter.

Dabei kam es immer wieder zu kleinen Verletzungen.

Nicht dramatisch – aber doch so, dass mein Herz jedes Mal zusammenzuckte.

Diese Dinge begleiten unseren Alltag.
Still. Unaufdringlich. Aber immer da.
Sie machen ihn anstrengender, wachsamer – und manchmal
einfach nur beängstigend.

Ich liebe Kaya so sehr, dass ich jeden Tag neu bereit bin,
diese Verantwortung zu tragen.
Aber ich will ehrlich sein:
Manche Sorgen bleiben.
Manche Ängste lassen sich nicht wegatmen.

Und vielleicht ist genau das auch Teil unserer besonderen
Reise:
Mit der Angst zu leben – ohne ihr die Liebe nehmen zu
lassen.
Trotz aller Sicherheitsmaßnahmen.
Trotz aller Anstrengung.
Trotz aller Kontrolle, die manchmal doch zu wenig ist.

Denn am Ende bleibt das Wichtigste:
Dass Kaya in seiner Welt frei sein darf – und wir
gleichzeitig alles tun, um diese Freiheit so sicher wie
möglich zu gestalten.

Für ihn. Für sein Lächeln. Für sein Leuchten.
Tag für Tag.

„Sicher ist nicht der Weg. Sicher ist die Hand, die dich hält."

Zu laut, zu wild, zu viel –
und plötzlich draußen

Nach der Diagnose stand schnell fest, dass Kaya seinen
Alltag nicht mehr allein meistern konnte.
Auch die Zeit im Regelkindergarten, die anfangs noch
vielversprechend begonnen hatte, wurde zunehmend
herausfordernder – für Kaya selbst, für die anderen Kinder
und auch für das pädagogische Team.

In der Anfangszeit schien vieles noch unauffällig.
Kaya war ruhiger als viele seiner Altersgenossen, oft in sich
gekehrt, aber es gab auch diese kostbaren Momente:
Augenblicke, in denen er aufblühte, lachte, sich öffnete und
mit seiner ganzen kleinen Welt mitstrahlte.
Sein Lachen war wie Sonnenstrahlen an einem Regentag –
zart, warm, voller Leben.

Doch mit der Zeit wurde deutlicher, wie schwer es ihm fiel,
die vielen Reize des Kindergartenalltags zu verarbeiten.
Das hektische Treiben, die ständige Geräuschkulisse, die
wechselnden Aktivitäten – all das war für Kaya nicht
einfach nur anstrengend, sondern oft überwältigend.
Für ihn fühlte sich der Tag manchmal an wie ein
unaufhörlicher Strom von Eindrücken, der über ihn
hinwegrollte, ohne dass er sich dagegen wehren konnte.

Seine Reaktionen darauf waren nicht immer leicht zu
verstehen:
Manchmal zog er sich vollständig zurück, kapselte sich ab.
Manchmal reagierte er impulsiv – indem er biss, schubste
oder an Haaren zog.
Nicht aus Trotz, nicht aus Bosheit.
Sondern aus einem inneren Überlebensimpuls heraus.
Weil seine kleine Seele nach einem Ventil suchte, wenn
Worte fehlten und die Welt zu laut wurde.

Wir versuchten, ihn bestmöglich zu unterstützen.
Wir führten Gespräche mit den Erzieherinnen, suchten
nach Wegen, entwickelten gemeinsam Strategien.
Es gab viel Wohlwollen und echtes Bemühen,

Verständnis füreinander.
Aber irgendwann mussten wir – und auch das Team –
ehrlich anerkennen:
Die Rahmenbedingungen eines Regelkindergartens konnten
Kayas besonderen Bedürfnissen auf Dauer nicht gerecht
werden.

Eines Tages kam der Brief.
Eine offizielle Kündigung des Betreuungsvertrages –
freundlich formuliert, respektvoll im Ton.
Und doch fühlte sich dieses Schreiben für mich an wie ein
Stich mitten ins Herz.
Obwohl ich geahnt hatte, dass dieser Schritt nötig werden
könnte, traf er mich unvorbereitet.

Kaya – mein kleiner, strahlender Sohn – passte nicht in die Strukturen, die für die meisten Kinder so selbstverständlich waren.
Er war nicht „falsch", nicht „zu viel".
Er war einfach anders.
Und doch tat es weh zu sehen, dass sein Anderssein nicht genug Raum fand.

Die Monate danach waren geprägt von Umbruch und Unsicherheit.
Kaya war nun zu Hause.
Ohne die gewohnten Tagesstrukturen, ohne den Kontakt zu anderen Kindern, ohne die kleinen Rituale des Kindergartenalltags.
Er wurde ruhiger – äußerlich.
Doch in seinen Augen lag oft eine neue Schwere.

Ich sah, wie er sich manchmal einfach auf den Boden legte und in die Leere starrte.
Ich spürte seine innere Traurigkeit, seine Verlorenheit.
Und mein Herz zerbrach ein kleines Stück mit jedem dieser stillen Momente.

Auch ich rang in dieser Zeit mit meinen Gefühlen.
Mit Wut – nicht auf jemanden, sondern auf die Situation.
Mit Trauer – um die Leichtigkeit, die ich mir für ihn gewünscht hatte.
Mit Schuldgefühlen – ob ich hätte mehr tun, mehr kämpfen, etwas verhindern können.

Was uns in dieser Phase besonders auffiel, war, wie tief
Kaya diese Erfahrung geprägt hatte.

Noch Monate, ja sogar ein bis zwei Jahre nach seinem
Verlassen des Kindergartens, reagierte er sehr empfindlich,
wenn wir uns dem Ort näherten.

Wenn wir – selbst nur zufällig – mit dem Auto in die Straße
des Kindergartens einfuhren oder daran vorbeifuhren,
geriet Kaya oft in große Unruhe.

Er begann zu weinen, wurde panisch und wollte am liebsten
fliehen.

Seine Körpersprache verriet, wie belastend diese
Erinnerungen für ihn waren – obwohl er nie in Worte
fassen konnte, was genau in ihm vorging.

Diese intensive Reaktion zeigte uns, wie stark manche
Erlebnisse in seiner kleinen Seele verankert waren, auch
wenn sie nach außen längst abgeschlossen schienen.

Doch so schmerzhaft dieser Einschnitt auch war:
Er war auch ein Neubeginn.

Denn durch diese Erfahrung öffnete sich für uns ein neuer
Weg:

Der Weg in den heilpädagogischen Kindergarten – einen
Ort, an dem Kaya so sein durfte, wie er war.

Einen Ort, an dem er nicht erst etwas leisten musste, um
angenommen zu werden.

Einen Ort, an dem seine Besonderheiten nicht als
Hindernisse gesehen wurden, sondern als Teil seiner
einzigartigen Persönlichkeit.

Damals – inmitten all der Unsicherheit – konnte ich es noch nicht sehen.

Aber heute weiß ich:

Manchmal bringt uns das, was sich zunächst wie ein Scheitern anfühlt, genau dorthin, wo wir wirklich hingehören.

Manchmal ist ein Umweg kein Verlorengehen – sondern der einzige Weg zum Ziel.

Und vielleicht liegt darin die größte Lektion unserer Reise:

Dass wir Vertrauen lernen müssen – in Wege, die wir selbst nicht gewählt hätten.

In Türen, die sich schließen, damit andere aufgehen können.

In das leise, aber unerschütterliche Wissen:

Alles, was wir aus Liebe tun, wird am Ende seinen Platz finden.

Für Kaya.

Für uns.

Für das Leben, das wir miteinander teilen.

„Vielleicht kennen wir nicht jede Antwort.
Aber wir kennen das Versprechen, nicht
allein zu sein."

Heilpädagogischer Kindergarten – Ein sicherer Ort für Kaya

Nach der schwierigen Zeit im Regelkindergarten und all den schmerzhaften Erfahrungen, die wir gemacht hatten, fühlte es sich an, als hätten wir endlich

einen kleinen Rettungsanker gefunden:
Kaya bekam – nach einer Wartezeit von etwa einem halben Jahr – einen Platz im heilpädagogischen Kindergarten.

Dieser Moment war für uns wie ein tiefes Aufatmen.
Zum ersten Mal seit langer Zeit war da nicht nur Sorge und Unsicherheit – sondern echte Hoffnung.
Ein zartes Licht am Ende eines Tunnels, der manchmal endlos schien.

Wir hatten das Gefühl:
Hier könnte Kaya endlich gesehen werden.
Hier könnte er sich entfalten – auf seine ganz eigene, wundervolle Weise.

Der heilpädagogische Kindergarten, der ihn aufnahm, war ein besonderer Ort.
Es war keine Einrichtung, in der Anpassung im Vordergrund stand.

Es war ein Ort, an dem Kinder sein durften, wie sie sind.
Mit all ihren Besonderheiten.
Mit all ihren Bedürfnissen.

Die Gruppe, in die Kaya aufgenommen wurde, bestand
ausschließlich aus autistischen Kindern.
Das bedeutete:
Hier musste sich niemand erklären.
Niemand verstecken.
Niemand versuchen, einer Norm zu entsprechen, die für
ihn nicht gemacht war.

Schon bei unserem ersten Besuch spürten wir diese
besondere Atmosphäre:
Wärme.
Ruhe.
Verständnis, das nicht nur behauptet, sondern gelebt wurde.

Keine verwirrten Blicke.
Keine verlegenen Entschuldigungen.
Keine vorsichtigen Worte.

Stattdessen:
Offenheit.
Wertschätzung.
Echtes, ehrliches Interesse an jedem einzelnen Kind.

Das pädagogische Team war nicht nur fachlich
hervorragend geschult.
Vor allem waren diese Menschen mit dem Herzen bei der

Sache.
Man spürte es in jedem Blick, in jedem Wort, in jeder kleinen Geste.

Die Gruppen waren bewusst klein gehalten.
Jedes Kind hatte seinen Platz.
Seinen sicheren Raum.
Seine eigene Stimme.

Die Abläufe waren klar strukturiert – feste Rituale, wiederkehrende Tagespunkte, übersichtliche Räume.
Für ein Kind wie Kaya, das sich in der Welt manchmal verloren fühlte, war diese Struktur wie ein Geländer, an dem er sich festhalten konnte.

Und Kaya?
Er begann, aufzublühen.
Nicht über Nacht.
Nicht plötzlich.
Aber Stück für Stück.
In seinem eigenen Tempo.
In seinen eigenen Farben.

Das Erste, was ihn in dieser neuen Umgebung faszinierte, war ein großes Aquarium im Gruppenraum.
Bunte Fische glitten ruhig durch das Wasser, zwischen grünen Pflanzen und bunten Steinen.
Kaya konnte minutenlang davor sitzen – vollkommen still, ganz bei sich.
Es schien, als würde ihn dieses leise, stetige Leben im

Wasser beruhigen.
Als würde es ihn in eine Welt einladen, die er verstehen
konnte.

Immer wieder zog es ihn zu diesem Aquarium zurück.
Manchmal kicherte er, wenn einer der kleinen Fische flink
an der Scheibe entlangschwamm.
Manchmal legte er nur die Stirn an das Glas und
beobachtete still – ein Junge, der sonst so oft von der
Außenwelt überfordert war, fand hier einen Anker.

Und mit diesem Anker kamen die ersten kleinen Wunder:

Kaya begann, erste Blicke zu suchen.
Er ließ Berührungen zu.
Er lachte mit seinen Erzieherinnen – ein weiches, warmes
Lachen, das uns alle berührte.
Er begann, Vertrauen zu fassen.
Zart.
Vorsichtig.
Aber spürbar.
Wie eine Knospe, die sich langsam dem Licht öffnet.

Während seiner Zeit im heilpädagogischen Kindergarten
bekam Kaya gezielte Unterstützung:
Ergotherapie, autismus-spezifische Förderung, eingebettet
in den liebevollen Alltag der Einrichtung.
Logopädie erhielt er zu diesem Zeitpunkt noch nicht –
diese sollte erst später in der Förderschule beginnen.
Aber die ersten wichtigen Fundamente wurden hier gelegt.

Der Kindergarten wurde für Kaya mehr als nur ein
Betreuungsort.
Er wurde ein sicherer Hafen.
Ein Raum, in dem er lernen durfte, dass er gut ist – genau
so, wie er ist.
Ein Raum, in dem Anderssein keine Ausnahme war,
sondern Selbstverständlichkeit.

Für uns als Familie bedeutete dieser Kindergarten ebenfalls
unglaublich viel.
Er war ein geschützter Ort.
Ein kleines Zuhause auf Zeit.
Ein Platz, an dem wir spürten:
Wir sind nicht allein.
Es gibt Menschen, die verstehen.
Die nicht urteilen.
Die einfach da sind.

Diesen Platz, dieses Team, diese Zeit – wir werden sie nie
vergessen.
Sie haben ein leuchtendes Kapitel in unsere
Familiengeschichte geschrieben.
Ein Kapitel voller Hoffnung.
Ein Kapitel voller Vertrauen.

Manchmal denke ich heute noch daran zurück:
An die ersten zögerlichen Schritte meines kleinen

Sohnes auf diesem neuen Boden.
An seine stillen Blicke ins Aquarium.
An seine ersten zaghaften Lächeln.

Und ich weiß:

Es braucht nicht immer laute Wunder.
Manchmal reichen kleine.
Leise.
Zarte.

Manchmal reicht ein Raum, der sagt:
„Du bist willkommen.
Du bist genug.
Genau so, wie du bist.“

Und genau das hat Kaya in diesem heilpädagogischen
Kindergarten gefunden.
Etwas, das ihn tragen sollte – für alles, was noch kommen
würde.

„Bei dir weiß ich: Ich muss nichts leisten,
um geliebt zu werden."

Förderschule –
Ein neuer Anfang mit Sicherheit

Als Kaya schulpflichtig wurde, standen wir vor einer dieser
Entscheidungen, die viele Familien mit
besonderen Kindern verunsichern:
Die Frage, welche Schule der richtige Ort sein könnte.
Doch für uns war schnell klar – und auch das
heilpädagogische Team unterstützte uns liebevoll in dieser
Erkenntnis –, dass Kaya nicht an eine Regelschule wechseln
würde.
Diese Entscheidung fiel uns nicht schwer.
Denn für Kaya bedeutet eine sogenannte „Schublade" nicht
Einschränkung – sondern Schutz.
Struktur.
Sicherheit.
Und genau das braucht er.
Nicht weniger, sondern mehr.
Mehr Klarheit.
Mehr Verständnis.
Mehr Raum, um auf seine Weise wachsen zu dürfen.

Seitdem besucht Kaya eine Förderschule mit dem
Schwerpunkt geistige Entwicklung.
Der Übergang verlief sanft, fast fließend – ein behutsames
Weitergehen vom heilpädagogischen Kindergarten, der sich

auf dem selben Gelände befindet.

Viele vertraute Gesichter, bekannte Abläufe und die liebevolle Atmosphäre halfen ihm, den Schritt in diesen neuen Lebensabschnitt zu meistern, ohne dass es sich wie ein Bruch anfühlte.

Allein dieser sanfte Übergang war für uns ein Segen.
Kein plötzliches Loslassen.
Kein Schock.
Sondern eine Brücke – gebaut aus Vertrauen, Geduld und Fürsorge.

Schon am ersten Schultag wussten wir:
Auch hier ist Kaya willkommen.
Auch hier wird er gesehen.
Er ist nicht ein "Fall", nicht eine "Aktennummer" – er ist Kaya.
Ein Kind mit einer eigenen Geschichte, einer eigenen Welt und einem unendlich kostbaren Sein.

Die Klassen sind klein, die Tagesabläufe klar strukturiert, die Lehrkräfte und pädagogischen Mitarbeitenden speziell geschult im Umgang mit Kindern mit

besonderem Förderbedarf.
Aber es ist mehr als das:
Es ist die Haltung, die den Unterschied macht.
Hier zählt nicht, was fehlt – sondern was da ist.
Fähigkeiten. Talente. Möglichkeiten.

Ein besonders großer Schatz der Schule ist die Verzahnung von Bildung und Therapie.
Alle notwendigen Fördermaßnahmen – Logopädie, Ergotherapie, Physiotherapie sowie autismus-spezifische Förderung – finden eingebettet im Schulalltag statt.
Zusätzlich erlebt Kaya halbjährlich therapeutisches Schwimmen oder Reiten – kleine Abenteuer, die ihn stärken, ihn zum Lächeln bringen, ihn wachsen lassen.

Ein weiterer großer Segen ist der Fahrdienst, der Kaya täglich von zu Hause abholt und sicher wieder zurückbringt.

Jeden Morgen wartet der Schulbus vor unserem Haus, und Kaya steigt fröhlich ein – begrüßt von Fahrern, die nicht nur ihren Job machen, sondern mit echtem Herzen bei der Sache sind.
Immer haben sie ein freundliches Lächeln für ihn, ein warmes „Guten Morgen", eine kleine Geste der Vertrautheit.
Und am Nachmittag ist es oft ihr Lächeln, das Kaya dabei hilft, sanft wieder in den Familientag zurückzukehren.

Für uns als Familie bedeutet das: echte Entlastung.
Keine hektischen Nachmittage voller Fahrerei.
Keine zerrissenen Tage, die in Stress und Müdigkeit enden.
Wenn Kaya nach Hause kommt, gehört die Zeit uns:

Zeit zum Spielen.
Zeit zum Kuscheln.
Zeit zum einfach Sein.
Zeit, die nicht von Terminen diktiert wird – sondern von Herzschlägen.

Auch emotional sehen wir, wie Kaya sich entwickelt.
Wie er mehr Nähe zulässt.
Wie er Berührungen annimmt, die früher schwer für ihn waren.
Wie er mit kleinen Gesten Zuneigung zeigt – Gesten, die für uns wie leuchtende Sterne sind, kostbar und berührend.

Natürlich gibt es auch Tage, an denen die Welt zu laut ist, zu schnell, zu anstrengend.
Tage, an denen Kaya müde ist oder sich zurückzieht.
Aber er geht gerne zur Schule.
Sein Lächeln, wenn der Fahrdienst ihn morgens abholt, ist für uns das schönste Zeichen, dass er sich dort geborgen fühlt.

Diese Förderschule ist für Kaya ein Ort der Stabilität geworden.
Ein Ort, an dem er nicht verbogen wird, sondern sich entfalten darf.
In seinem Tempo.
Mit seinen Farben.
Mit seiner Einzigartigkeit.

Für uns als Eltern ist diese Schule mehr als nur ein Lernort:
Sie ist ein Schutzraum.
Ein Stück Zuhause im Alltag.
Ein Ort, der Flügel verleiht – und gleichzeitig auffängt,
wenn das Leben zu stürmisch wird.

Und sie erinnert uns jeden Tag daran:
Kaya ist genau richtig.
Mit allem, was ihn ausmacht.
Mit allem, was er ist.
Mit allem, was er liebt.

Diese Reise geht weiter.
Nicht immer geradeaus.
Manchmal über Umwege.
Manchmal mit schweren Schritten.
Aber immer getragen von einer tiefen Wahrheit:

Anders zu sein, heißt nicht weniger zu sein.

Es heißt, auf besondere Weise zu leuchten.
Und Kaya leuchtet heller, als wir es je hätten erträumen
können.

„Egal wie laut die Welt ist – mein Zuhause bleibt still und sicher."

Anträge und Bürokratie –
Ein steiniger Weg

Mit der Diagnose beginnt nicht nur ein emotionaler Weg, sondern auch ein ganz praktischer:
der Weg durch Anträge, Formulare und bürokratische Prozesse.

Wer ein Kind mit einer Entwicklungsbesonderheit begleitet, weiß, dass Unterstützung nötig ist – doch der Zugang dazu ist oft nicht einfach.
Schon die erste Hürde ist, zu wissen, wo man überhaupt beginnen soll.

Bereits eine Verdachtsdiagnose, wie sie zum Beispiel das Sozialpädiatrische Zentrum (SPZ) ausstellen kann, reicht in vielen Fällen aus, um erste Leistungen zu beantragen – zum Beispiel einen Pflegegrad.
In unserer Beratung wurde uns genau das empfohlen.

Als gesetzlich Versicherte wandte ich mich direkt an die Pflegekasse, die der jeweiligen Krankenkasse angegliedert ist.
Nach einem kurzen Telefonat erhielten wir den Antrag per Post.

Ich füllte alles gewissenhaft aus, formulierte unsere
Situation so genau und ehrlich wie möglich – und legte die
Verdachtsdiagnose bei.
Jedes Wort fühlte sich schwer an.
Jedes Kreuz auf dem Formular erinnerte mich daran, dass
ich um Unterstützung bitten musste, weil mein Kind
besondere Wege geht.

Wenige Tage später kam die Rückmeldung:
Kaya sollte vom Medizinischen Dienst begutachtet werden.

Zum Glück bekamen wir schnell einen Termin.
Am Tag der Begutachtung war ich nervös.
Ich wusste nicht, was mich erwarten würde – und wie Kaya
auf den Besuch reagieren würde.
Was, wenn er weinte?
Was, wenn er sich komplett verschloss?

Doch die freundliche Gutachterin, die pünktlich vor
unserer Tür stand, begegnete uns offen, einfühlsam und
verständnisvoll.
Wir setzten uns an den Esstisch, sie klappte ihren Laptop
auf und begann mit ihrer Einschätzung.

Zunächst versuchte sie, mit Kaya Kontakt aufzunehmen –
doch wie so oft, wenn ihm etwas unangenehm ist, reagierte
er kaum.
Sein Schweigen war seine Sprache.
Also konzentrierte sie sich auf das Gespräch mit mir.

Es war kein Test.

Keine Prüfung.

Vielmehr ging es darum, unseren Alltag sichtbar zu machen:

Welche Hürden gibt es?

Was gelingt gut?

In welchen Bereichen ist Kaya auf intensive Unterstützung angewiesen?

Ich hatte das Gefühl, dass sie wirklich zuhörte – dass sie unsere Realität erfassen wollte.

Ohne Druck.

Ohne Urteil.

Nur mit offenem Herzen.

Am Ende des Gesprächs gab sie mir sogar wertvolle Hinweise mit auf den Weg.

Zum Beispiel erklärte sie mir, dass bei einem bewilligten Pflegegrad Anspruch auf zusätzliche Unterstützungsangebote besteht.

Unter anderem:

Pflegegeld: Eine monatliche Zahlung, abhängig vom bewilligten Pflegegrad, wenn die Pflege durch Angehörige erfolgt.

Pflegesachleistungen: Unterstützung durch professionelle ambulante Pflegedienste.

Verhinderungspflege: Falls pflegende Angehörige krank werden oder eine Auszeit benötigen, kann eine Ersatzpflegeperson über die Pflegekasse finanziert werden.

Kurzzeitpflege: Bei vorübergehender Unterbringung des Kindes in einer Pflegeeinrichtung – z.B. nach Krankenhausaufenthalten.

Entlastungsbetrag: Monatlich 125 Euro für zusätzliche Betreuungs- und Entlastungsleistungen (z.B. Haushaltshilfen oder Betreuungspersonen).

Wohnumfeldverbessernde Maßnahmen: Zuschüsse für Anpassungen im Wohnraum, etwa barrierefreie Umbauten oder Sicherheitseinrichtungen.

Hilfsmittel: Versorgung mit notwendigen Hilfsmitteln, wie speziellen Pflegebetten oder Therapiehilfen.

Fahrtkostenübernahme: Unterstützung bei notwendigen Fahrten zu therapeutischen oder medizinischen Einrichtungen.

Sie empfahl mir außerdem, mich frühzeitig mit einer Pflegeberatung in Verbindung zu setzen.
Diese wird kostenlos von den Pflegekassen angeboten und hilft, die individuell passenden Leistungen zu finden und zu beantragen.

All diese Informationen waren wie kleine Lichtblicke am Horizont.
Ein Zeichen: Wir müssen diesen Weg nicht alleine gehen.

Nur eine Woche später kam der Bescheid:
Kaya erhielt offiziell einen Pflegegrad.

Ich hielt das Schreiben in den Händen – und spürte wieder diese widersprüchlichen Gefühle.
Einerseits war da Erleichterung:
Unterstützung ist da.
Der Weg ist frei für Hilfen, die wir dringend brauchen.

Aber gleichzeitig war da auch Schmerz.
Es war schwarz auf weiß – die Bestätigung, dass mein Kind auf besondere Weise begleitet werden muss.
Ein kleiner Stich ins Herz.
Ein stiller Moment der Trauer.

Und trotzdem:
Ein großer Schritt für unsere Familie.
Ein Schritt in Richtung Entlastung, Anerkennung, Unterstützung.

Denn manchmal bedeutet ein amtlicher Bescheid nicht nur Bürokratie.
Sondern auch ein leises Zeichen:
Ihr seid nicht allein.

Und manchmal ist dieser Rückenwind genau das, was man braucht, um weiterzugehen.

„Wenn du fällst, bin ich da. Wenn du fliegst, sehe ich zu."

Der Schwerbehindertenausweis – Entlastung oder Etikettierung?

Nach dem Pflegegrad beantragten wir für Kaya auch einen Schwerbehindertenausweis.
Es war der nächste logische Schritt – ein Antrag, der viele Vorteile mit sich bringen kann, aber auch ein innerlich gespaltenes Gefühl mit sich bringt.

Ein Schwerbehindertenausweis eröffnet Familien wertvolle Möglichkeiten zur finanziellen Entlastung und praktischen Unterstützung im Alltag:
Dazu gehören Steuererleichterungen, der kostenlose oder stark ermäßigte Eintritt in Schwimmbäder, Zoos, Museen oder Indoor-Spielplätze.
Auch die Nutzung öffentlicher Verkehrsmittel kann deutlich günstiger oder sogar kostenfrei sein, was im Familienleben oft eine große Erleichterung bedeutet.

Doch so hilfreich all diese Vorteile auch sind – der Ausweis verändert auch etwas auf einer tiefen,

persönlichen Ebene.
Denn mit dem Moment, in dem man ihn in den Händen hält, wird etwas offiziell gemacht, das viele Eltern vielleicht

längst gespürt haben – aber innerlich noch nicht ganz
annehmen konnten:

Mein Kind gilt offiziell als schwerbehindert.

Und das kann wehtun.
Mehr, als Worte je beschreiben können.

Vor allem, wenn es sich – wie bei vielen autistischen
Kindern – um eine sogenannte

„unsichtbare Behinderung" handelt.
Kaya sieht man seine Diagnose nicht an.
Für Außenstehende wirkt er oft einfach nur still,
zurückhaltend, vielleicht etwas verträumt.
Doch hinter diesem Verhalten steckt so viel mehr:
Unsichtbare Kämpfe, stille Herausforderungen, zarte Siege,
die andere oft nicht wahrnehmen.

Der Ausweis erinnert daran.
Er macht sichtbar, was für die meisten im Verborgenen
liegt.
Und genau das ist manchmal das Schmerzhafte daran:
Es gibt keine Ausflüchte mehr, keine vielleicht-ist-es-ja-
doch-anders-Gedanken.

Und doch, wenn man tiefer blickt, erkennt man:
Dieser Ausweis ist auch ein Schutzschild.
Ein Werkzeug, um Rechte einzufordern.
Ein stilles Signal an die Gesellschaft:

Hier ist ein Kind, das besondere Unterstützung verdient –
nicht, weil es schwach ist, sondern weil es auf seine ganz
eigene Weise stark ist.

Für uns war es eine bewusste Entscheidung, diesen Schritt
zu gehen.
Nicht, weil wir Kaya „labeln" oder ihn auf eine Diagnose
reduzieren wollten.
Sondern, weil wir ihm jede mögliche Tür öffnen wollten:
zu Förderung, zu Erleichterungen, zu Teilhabe, zu
Sichtbarkeit.

Denn so traurig es ist:
Manchmal braucht es ein amtliches Dokument, damit
Bedürfnisse ernst genommen werden.

Mit dem Schwerbehindertenausweis stehen uns
verschiedene Möglichkeiten offen, die den Alltag erleichtern
können:

Steuerliche Vergünstigungen (z.B. erhöhter Pauschbetrag
bei der Einkommenssteuer)

Ermäßigungen bei Freizeitaktivitäten (Museen, Tierparks,
Theater, Konzerte)

Vorrang bei bestimmten Anträgen auf Therapien oder
Hilfsmittel

Kostenlose Beförderung im öffentlichen Nahverkehr (mit
Beiblatt und Wertmarke)

Mehr Urlaubstage für pflegende Angehörige (im Berufsleben möglich)

Erleichterte Kündigungsschutzregelungen im Berufsleben – später relevant

Man beantragt den Schwerbehindertenausweis beim zuständigen Versorgungsamt oder der entsprechenden Behörde des Bundeslandes.
Dort wird anhand der vorliegenden Befunde und Berichte der Grad der Behinderung (GdB) festgestellt.

All diese Vorteile helfen – aber sie erzählen nicht die ganze Geschichte.

Denn Kaya ist nicht sein Ausweis.
Er ist kein Prozentsatz. Keine Aktennummer. Kein Verwaltungsakt.

Er ist Kaya.
Ein kleiner Junge mit einer eigenen Welt, einer eigenen Sprache, einer eigenen Art zu leuchten.
Und auch wenn manchmal selbst das schönste Leuchten einen Rahmen braucht, damit es gesehen wird – so bleibt doch immer klar:
Er ist mehr als jede Zahl, mehr als jedes Wort, mehr als jedes Formular.

Vielleicht liegt zwischen Entlastung und Etikettierung
manchmal nur ein Wort auf einer Karte.
Aber für uns bedeutet dieser Schritt etwas anderes:

Ein leiser Akt der Stärke.
Ein bewusstes Ja zu Kaya.
Ohne Scham.
Mit Stolz.
Mit ganzem Herzen.

Denn am Ende geht es nicht darum, wie die Welt ihn sieht.
Sondern darum, dass er seinen Platz in ihr finden darf –
geliebt, geschützt und frei.

„Manchmal ist eine Umarmung das einzige Schild, das wir brauchen."

Förderung zu Hause –
Ein Alltag voller kleiner Wunder

Förderung beginnt nicht erst in der Therapie oder in der Schule – sie beginnt jeden Tag neu, mitten im Alltag, oft in den kleinsten Momenten.
In der Küche beim Pfannkuchenwenden, beim Zähneputzen am Morgen, wenn das Kind im Garten beim Unkrautzupfen hilft oder stolz die Gießkanne schleppt.
Es sind diese unscheinbaren Augenblicke, in denen Entwicklung geschieht – leise, fast unbemerkt und doch so tiefgreifend.

Gerade bei einem autistischen Kind fühlt sich Förderung zu Hause manchmal an wie eine stille, unsichtbare Aufgabe.
Kein Applaus.
Kein offizieller Lehrplan.
Kein Zertifikat, das einem sagt: „Du hast alles richtig gemacht."
Aber dafür Nähe.
Geduld.
Vertrauen.
Und eine Art von Liebe, die in den Alltag eingewebt ist wie ein unsichtbarer roter Faden.

Ich habe auf diesem Weg gelernt, dass nicht jedes Kind auf das Gleiche anspringt.
Dass Entwicklung nicht immer geradlinig verläuft – sondern in Schleifen, in kleinen Wellen, manchmal scheinbar rückwärts, bevor ein neuer Sprung nach vorne geschieht.

Und dass manche Fortschritte vielleicht für andere unsichtbar bleiben – für uns aber Meilensteine sind, die in unser Herz eingebrannt sind.

Wenn mein Sohn plötzlich zum ersten Mal von allein „Wasser trinken" sagt, statt in einen Meltdown zu rutschen, weil er seinen Wunsch nicht ausdrücken kann – dann ist das für mich ein Wunder.
Ein Moment, den niemand dokumentiert, den kein Bericht feiert – aber den ich nie vergessen werde.

Individuelle Stärken erkennen – und ernst nehmen

Eltern spüren oft ganz intuitiv, wo ihr Kind aufblüht.
Es sind manchmal winzige Hinweise: ein Funkeln in den Augen beim Anblick eines Puzzles, eine unendliche Geduld beim Sortieren von Bauklötzen, ein feines Rhythmusgefühl beim Summen eines Liedes.
Diese Stärken sind kein „Bonus" – sie sind Schlüssel.
Schlüssel, die Türen zu ihrem inneren Reichtum öffnen.

Individuelle Förderung bedeutet nicht, Erwartungen an das Kind heranzutragen, sondern gemeinsam Wege zu finden, auf denen das Kind wachsen kann – in seinem Tempo, mit seinen Fähigkeiten, auf seine Weise.
Nicht um es „wie die anderen" zu machen.
Sondern um es in seiner eigenen Welt ernst zu nehmen.

Manchmal bedeutet das, Strukturen zu schaffen, manchmal bedeutet es, Strukturen aufzubrechen.
Manchmal heißt es, Geduld zu haben, wo andere längst aufgeben würden.
Und manchmal bedeutet es, sich selbst neu kennenzulernen – als Mutter, als Vater, als Mensch.

Ein Alltag ohne viele Worte – und voller Bedeutung.

Es gibt Tage, da scheint es, als ob alles still ist.
Keine Antwort, keine Worte – nur ein Blick, ein leises Summen, ein hektisches Wedeln mit den Händen.
Und trotzdem passiert so viel.
So viel Gefühl, so viel Wille zur Verbindung, so viel ungesagte Kommunikation, die wir nur lernen müssen zu verstehen.

Ein Kind, das nicht oder kaum spricht, zwingt uns in eine neue Form des Zuhörens.
Eine tiefere.

Eine, die weniger mit den Ohren und mehr mit dem Herzen funktioniert.

Förderung zu Hause ist dann nicht das strikte Üben von Lauten oder Wörtern – sondern das gemeinsame Entdecken von Ausdrucksformen.
Von Wegen, sich mitzuteilen.
Sich zu zeigen.
Da zu sein – mit allem, was ist.

Ich erinnere mich noch genau an die ersten Monate nach Kayas Diagnose.
Ich wollte alles richtig machen.
Therapien, Förderpläne, Programme.
Alles sollte helfen.
Und dann saß ich da, auf dem Teppich im Wohnzimmer, mein Kind neben mir, und spürte: Die wahre Förderung beginnt genau hier.
In der stillen Bereitschaft, ihn zu sehen.
Nicht ihn zu ändern.
Nicht ihn zu formen.
Sondern seine Welt zu betreten – und mit ihm zu wachsen.

Wenn Worte fehlen – sprechen Blicke, Gesten und Rituale.

Ein Kind, das nicht spricht, ist nicht stumm.
Es erzählt – nur auf andere Weise.

Vielleicht durch das Ziehen an der Hand, durch das
Ablegen eines geliebten Spielzeugs auf unserem Schoß.
Vielleicht durch ein leises Summen, durch einen
forschenden Blick, durch eine kleine Berührung im
Vorübergehen.
Diese Gesten sind Sätze.
Diese Blicke sind Geschichten.
Diese Bewegungen sind ganze Romane – für die, die lernen,
sie zu lesen.

Ich habe gelernt, dass „Kommunikation" viel mehr
bedeutet als gesprochene Sprache.
Dass ein Fingerzeig genauso viel wie ein ganzer Satz sein
kann.
Dass eine ausgestreckte Hand manchmal ein ganzes „Ich
vertraue dir" bedeutet.

Förderung bedeutet hier nicht: möglichst schnell Sprache
erzwingen.
Sondern: Brücken bauen.
Mit Bildern.
Mit Gesten.
Mit Ritualen, die Sicherheit geben.
Mit Zeichen, die sagen:
„Ich sehe dich."
„Ich verstehe dich."
„Du bist wichtig."

Vielleicht mit einer Gebärde für „mehr".

Vielleicht mit einem selbstgebastelten Bild, das den

Alltag erklärt.
Vielleicht mit einem gemeinsamen Lied, das mehr verbindet
als tausend Worte.

Es ist ein langsamer Weg.
Und manchmal ist er frustrierend.
Manchmal zum Verzweifeln.
Aber jeder dieser kleinen Schritte flüstert dem Kind zu:
Du bist nicht allein.
Du wirst gesehen.
Du wirst geliebt.

Und vielleicht ist das die schönste Form der Förderung, die
es geben kann.

„Mut schreit nicht immer laut. Manchmal flüstert er nur: Noch einen Schritt weiter."

Me-Time – Warum Pausen keine Schwäche sind

Wieder eine schlaflose Nacht.

Um drei Uhr morgens ist Kaya hellwach – voller Energie, als wäre es mitten am Tag.

Solche Nächte begleiten uns, seit er auf der Welt ist.

Schon immer war er ein „schlechter" Schläfer.

Weder Melatonin noch eine Gewichtsdecke konnten bisher dauerhaft helfen, seine Schlafdauer zu verlängern.

Keine Abendroutine, kein beruhigendes Bad, keine noch so liebevoll gestaltete Einschlafhilfe konnte dieses grundlegende Bedürfnis nach weniger Schlaf verändern.

Also habe ich irgendwann aufgehört, das Unveränderliche zu bekämpfen.

Ich habe gelernt, die Uhrzeit zu ignorieren – und einfach mit ihm in den Tag zu starten.

Denn sich zu ärgern, im Kopf in Endlosschleifen nach Ursachen zu suchen, verzweifelt zu fragen „Warum er?" – all das bringt weder ihn noch mich weiter.

Vielleicht braucht er einfach weniger Schlaf als andere Kinder.

Vielleicht ist es sein eigener, einzigartiger Rhythmus.

Vielleicht ist es genau das, was ihn ausmacht.

Also gehen um drei Uhr morgens die Lichter an.

Die Kaffeemaschine brummt müde, und wir singen das „A-B-C-Lied", als wäre es das Normalste der Welt.

Manchmal tanzen wir barfuß durch die Küche, während draußen noch alles schläft.

Manchmal sitzen wir einfach da und lauschen gemeinsam der Stille, die nur in diesen frühen Stunden so besonders ist.

Kaya schläft bis zum Abend nicht mehr.

Kein Mittagsschlaf.

Kein kurzes Nickerchen auf dem Sofa.

Keine Pause.

Und trotzdem bleibt er fröhlich.

Voller Energie, voller Neugier auf die Welt, auf jedes Geräusch, jedes Bild, jede Berührung.

Ich hingegen spüre spätestens am Abend – wenn die Welt ruhiger wird und ich endlich für einen Moment stillsitzen kann – wie sehr mein Körper nach Ruhe ruft.

Wie sehr meine Seele nach einem leisen „Durchatmen" verlangt.

Es sind nicht nur die kurzen Nächte.

Es ist die ständige geistige Präsenz.

Die emotionale Wachsamkeit.

Der ständige innere Alarm, der nie ganz abschaltet.

Eltern autistischer Kinder wissen, wie wenig Zeit für echte Regeneration bleibt.

Wie sehr man immer auf Empfang sein muss – für jede

Regung, jede Veränderung, jede Herausforderung.
Und wie gefährlich es ist, sich selbst dabei zu vergessen.

Ich habe auf diesem Weg etwas Wesentliches gelernt:
Selbstfürsorge ist kein Luxus.
Sie ist eine Notwendigkeit.

Wenn ich merke, dass meine Belastbarkeit sinkt – wenn
kleine Dinge plötzlich riesig werden, wenn die Geduld reißt,
bevor sie überhaupt wachsen kann –, dann spreche ich mit
Mahir.
Dann organisiere ich mir bewusste Auszeiten.
Manchmal ist es nur ein Spaziergang im Wald, bei dem die
Gedanken zwischen den Bäumen leichter werden.
Manchmal ein stiller Moment im Lieblingscafé, wo ich
einfach nur sitzen, atmen, träumen darf.
Ein kurzer Stadtbummel, bei dem ich ziellos durch die
Straßen schlendere, ohne Plan, ohne Ziel.
Oder eine kleine Reise, die mich daran erinnert, dass die
Welt größer ist als der eigene Alltag.

Und manchmal – manchmal ist es einfach nur Schlaf.
Ein tiefer, ungestörter Schlaf, der mich wie eine sanfte
Decke umhüllt und neue Kraft schenkt.

Jedes Mal, wenn ich mir diese Momente erlaube, spüre ich:
Ich komme zurück – zu mir selbst.
Und mit neuer Kraft auch zurück zu Kaya.

Denn was oft vergessen wird:
Auch Mütter brauchen Auftanken.
Auch Mütter haben Grenzen.
Auch Mütter dürfen schwach sein – und sie dürfen sich stärken.

Ich bin keine schlechtere Mutter, nur weil ich mir Pausen gönne.
Im Gegenteil:
Ich bin eine bessere Mutter, wenn ich mich selbst nicht verliere.

Es hat lange gedauert, bis ich das verstanden habe.
Früher hatte ich Schuldgefühle, wenn ich eine Pause brauchte.
Ich fühlte mich egoistisch, als würde ich Kaya im Stich lassen, wenn ich einmal nur an mich dachte.

Aber heute weiß ich:
Es ist kein Egoismus.
Es ist Liebe.
Liebe zu meinem Kind – und Liebe zu mir selbst.

Ich wünsche mir von Herzen, dass mehr Eltern den Mut finden, sich selbst wichtig zu nehmen.
Dass sie wissen:
Es ist okay, erschöpft zu sein.
Es ist okay, Hilfe zu brauchen.
Es ist okay, einmal durchzuatmen, bevor man weiterträgt.

Unsere Kinder brauchen keine perfekten Eltern.
Sie brauchen Eltern, die innerlich nicht aufgeben.
Die Kraft haben, immer wieder aufzustehen, selbst wenn
sie müde sind.
Und dafür brauchen wir Pausen.

Kleine Atempausen mitten im Sturm.
Momente, in denen wir still sagen dürfen:
„Jetzt bin ich dran."
Nicht, weil wir uns wichtiger nehmen als unsere Kinder.
Sondern weil wir nur so stark bleiben können – für sie, für
uns, für unsere Familie.

Und danach – nach einem Moment des Innehaltens, nach
einem Atemzug voller Selbstfürsorge – können wir mit
neuer Liebe, neuer Kraft, neuer Geduld wieder weitergehen.

Für Kaya.
Für mich.
Für uns.

„Auch die längste Nacht endet
irgendwann in Licht."

Unterwegs zwischen Reiz und Ruhe

Draußen, in der großen, bunten Welt, fühlt sich Kaya oft
erstaunlich wohl.
Während viele autistische Kinder schnell von
Menschenmengen überfordert sind, liebt Kaya es,
unterwegs zu sein.
Ob Einkaufszentren, Zoos, Freizeitparks oder Indoor-
Spielplätze – für ihn sind das Orte voller Abenteuer und
Entdeckungen.

Doch auch wenn er die Lebendigkeit um sich herum
genießt, spürt er genau, wann es zu viel wird.
In solchen Momenten sucht Kaya Rückzug – kleine Pausen,
kleine Oasen der Stille mitten im Trubel.
Seine Gehörschutz-Kopfhörer sind dabei seine besten
Begleiter. Sie helfen ihm, die Lautstärke der Welt zu filtern
und sich auf das Wesentliche zu konzentrieren.

Besonders empfindlich reagiert Kaya auf das Schreien oder
Weinen kleiner Kinder.
Wenn er diese lauten, plötzlichen Geräusche hört, hält er
sich instinktiv mit beiden Händen die Ohren zu – ein
Schutzmechanismus, den er sich selbst angeeignet hat.
In der Schule trägt er fast durchgehend seine Kopfhörer –

nicht, um sich abzuschotten, sondern um sich sicher und wohl zu fühlen.

Trotz seiner sensiblen Wahrnehmung liebt Kaya das Unterwegssein.
Freizeitparks faszinieren ihn mit ihren bunten Farben und der fröhlichen Atmosphäre.
Zoos, vor allem kleinere mit Streichelzoos, gehören zu seinen Lieblingsorten.
Er liebt es, Tiere zu beobachten, sie zu streicheln und ihnen ganz nahe zu sein.
Diese direkten Begegnungen machen ihn glücklich – sie holen ihn auf sanfte Weise in die Welt um ihn herum.

Indoor-Spielplätze stellen allerdings eine besondere Herausforderung dar:
Dort ist die Energie der anderen Kinder manchmal unberechenbar.
Wir achten stets besonders darauf, Kaya zu begleiten und ihn vor unabsichtlichen Zusammenstößen oder Stürzen zu schützen.
Denn seine Freude am Spielen ist grenzenlos – sein Bewusstsein für Gefahren jedoch kaum ausgeprägt.

Seine größte Leidenschaft aber ist und bleibt:

das Wasser.
Schwimmen bedeutet für Kaya Freiheit.
Im Wasser scheint er jede Begrenzung, jede Schwere abzustreifen.

Schon mit sechs Jahren hat er sich im Ferienhaus meiner Familie selbst das Schwimmen beigebracht.
Zunächst mit Schwimmweste – und irgendwann, ganz mutig, ohne.
Seine Technik mag anders aussehen als bei anderen Kindern, doch sie trägt ihn sicher durchs Wasser.
Tauchen, schweben, spielen – Kaya kann stundenlang schwimmen, mit einer Ausdauer und einer Freude, die ansteckend ist.

Unterwegs zwischen Reiz und Ruhe, zwischen Trubel und Stille, zeigt Kaya uns jeden Tag aufs Neue:
Anders zu sein bedeutet nicht, weniger zu erleben.
Es bedeutet, die Welt auf eine besondere Weise zu entdecken.
In seinem Tempo. Mit seinem Herzen. Und mit einem Mut, der leiser ist als ein lautes „Ich kann das" – und doch unendlich stark.

Und wir dürfen ihn auf diesem Weg begleiten.
Behutsam. Wachsam. Und voller Liebe.

„Manchmal braucht es nur ein Lächeln,
um neuen Mut zu finden.“

Reisen mit einem autistischen Kind

Die Sommerferien rücken näher, die Flugtickets in den sonnigen Süden sind längst gebucht.

Reisen mit Kindern ist ohnehin eine Herausforderung – mit Kaya verdoppelt sich diese Anspannung.

Während Berfin lange Reisen gelassen meistert, ist es bei Kaya anders.

Mehr als vier Stunden Flugzeit haben wir uns bisher nicht zugetraut – denn ich kann nie mit Sicherheit sagen, wie er die Reise verkraftet.

Seine erste Flugreise hat Kaya mit gerade einmal drei Monaten gemacht.

Seitdem sind wir rund 20 bis 25 Mal mit ihm geflogen.

Und trotzdem ist es für mich jedes Mal eine mentale Herausforderung.
Kein Flug ist wie der andere.
Kein Tag wie der vorherige.

Seit Kaya einen Schwerbehindertenausweis besitzt, nutze ich vor jeder Reise den medizinischen Hilfsdienst am Flughafen.

Viele deutsche Flughäfen erlauben es nicht, Kinderwagen oder Buggys bis an die Flugzeugtür mitzunehmen – sie müssen am Sperrgepäckschalter abgegeben werden.

Für Kinder wie Kaya ist das nicht tragbar: Er hat eine starke Weglauftendenz und keine realistische Gefahreneinschätzung.

Dank des Hilfsdienstes bekommen wir einen Rollstuhl gestellt und werden direkt durch die Sicherheits- und Passkontrollen bis ans Gate begleitet – eine enorme Entlastung.

Auch am Zielort lässt sich dieser Service häufig fortsetzen.

Ich bin jedes Mal dankbar für diese Unterstützung – sie nimmt so viel Stress aus einer ohnehin aufregenden Situation.

Zum Glück verliefen unsere bisherigen Flüge mit Kaya meist ruhig.

Besonders bei Nachtflügen schläft er oft kurz nach dem Start ein.

Falls nicht, sorge ich für ausreichend Ablenkung:

Vor jeder Reise kaufe ich zwei bis drei neue Spielzeuge oder Bilderbücher.

Sein Tablet wird frisch geladen und mit neuen Apps oder Filmen ausgestattet.

Und natürlich: Snacks dürfen nie fehlen – Naschen ist schließlich unsere kleine Reiseroutine.

Für alle Fälle habe ich immer eine kleine Reiseapotheke im Handgepäck:

fiebersenkende Mittel, Nasenspray, Allergietabletten, Pflaster, Medikamente gegen Übelkeit oder Durchfall – alles griffbereit.

Es beruhigt mich, vorbereitet zu sein.

Es gibt mir das Gefühl, ein kleines bisschen Kontrolle inmitten all der Unwägbarkeiten zu behalten.

Autofahrten liebt Kaya übrigens besonders.

Oft fordert er sie sogar selbst ein – dann packen wir spontan zusammen und fahren los.

Unsere Lieblingsroute führt uns in die Berge des Harzes, etwa 30 bis 40 Kilometer entfernt.

Dort haben wir einen kleinen, abgelegenen Spielplatz entdeckt.

Ruhig, grün, überschaubar – ein Ort, an dem Kaya zur Ruhe kommt und wir einfach nur Familie sein können.

Ein Ort, an dem das Tempo der Welt keine Rolle spielt.

Reisen mit einem autistischen Kind ist anders.

Planung bedeutet hier mehr als Tickets buchen und Koffer packen.

Es bedeutet, zu fühlen, zu ahnen, zu stützen – und manchmal auch einfach loszulassen.

Nicht alles kann geplant werden.

Nicht alles kann kontrolliert werden.

Aber jede Reise, die wir gemeinsam schaffen, ist ein kleiner Sieg.

Ein weiteres Kapitel unserer Geschichte.

Ein Zeichen dafür, dass auch besondere Wege hinaus in die Welt führen können – wenn man sie gemeinsam geht.

Und manchmal, mitten zwischen Flugplänen und Pausen auf einem Waldspielplatz, merke ich:

Glück braucht keinen perfekten Ablauf.
Nur offene Herzen.
Und davon haben wir genug.

„Ein kleiner Schritt ist immer besser als Stillstand."

Mein Weg in die Öffentlichkeit – Instagram: @mama_mit_autist

Es begann nicht mit einem großen Plan oder einer durchdachten Idee.
Es begann mit einem Gefühl.
Mit einer Mischung aus Hilflosigkeit, Fragen und dem tiefen Wunsch, gesehen und verstanden zu werden.
Als das Wort „Autismus" zum ersten Mal unser Familienleben berührte, stand ich wie viele andere Eltern da – überfordert, verunsichert, voller Zweifel und mit unzähligen offenen Fragen im Herzen.

Natürlich suchte ich im Internet nach Antworten – nach Halt, nach Orientierung, nach einem kleinen Licht in all dem Nebel.
Doch was ich fand, war oft ernüchternd: medizinische Fachbegriffe, kalt und schwer verständlich, weit entfernt von unserem echten, bunten Leben.
Oder Texte, die Autismus ausschließlich als Defizit, als Belastung oder als trauriges Schicksal darstellten.
Kaum etwas davon spiegelte wider, was ich Tag für Tag mit meinem Kind erlebte: die kleinen Wunder, die zarten Fortschritte, die stille Kraft, die so viel stärker war als jedes Vorurteil.

In mir wuchs ein Gedanke, der nicht mehr weichen wollte:
Das kann doch nicht das einzige Bild sein, das die Welt von
Autismus sieht.
Ich wollte etwas anderes zeigen.
Einen Ort schaffen, an dem das Leben mit einem
autistischen Kind nicht dramatisiert oder verkleinert wird –
sondern ehrlich, nahbar und liebevoll dargestellt ist.
Einen Raum, in dem nicht das „Anderssein" im
Vordergrund steht, sondern die Menschlichkeit.
Ein Ort, an dem Mut und Liebe spürbarer sind als Angst
und Vorurteile.

Ich wollte zeigen:
Autismus ist nicht das Ende eines Traums.
Es ist der Anfang eines neuen, besonderen Weges.
Ein Weg, der zwar manchmal steiniger ist – aber auch voller
intensiver, einzigartiger Momente.

So entstand mein Instagram-Account: @mama_mit_autist.

Anfangs war es nur ein kleiner Kanal.
Ein Tagebuch unseres Alltags: schöne Momente, schwierige
Tage, Gedanken, Sorgen, kleine und große Erfolge.
Ich erzählte einfach.
Ehrlich. Unverstellt.
Ohne zu wissen, ob überhaupt jemand zuhören würde.

Doch sehr schnell wurde mir klar:
Ich bin nicht allein.

Andere Mütter, Väter, Großeltern, Angehörige meldeten sich.
Menschen, die selbst auf ihre ganz eigene Weise die Welt mit anderen Augen sehen – oder begleiten.
Menschen, die oft jahrelang still gelitten hatten.
Menschen voller Fragen, voller Unsicherheiten, voller Sehnsucht nach Verbindung.

Plötzlich war da etwas Echtes.
Ein Miteinander.
Ein Netz aus Stimmen, Gedanken und Herzen.

Über meinen Account erreichte ich viele Familien.
Besonders Mütter schrieben mir, dass sie sich endlich verstanden fühlten.
Dass meine Beiträge ihnen Kraft gaben.
Dass sie – vielleicht zum ersten Mal – den Mut fanden, offen über ihre Ängste, ihre Erschöpfung, aber auch über ihre kleinen Lichtblicke zu sprechen.
Es entstanden Verbindungen, die über Worte hinausgingen.
Verbindungen, die nicht viel Erklärung brauchten – weil wir uns einfach verstanden.

Ich sah, dass mein Weg in die Öffentlichkeit nicht nur mir half, sondern auch anderen.
Dass Ehrlichkeit, Mut und Offenheit etwas bewegen können – manchmal im Kleinen, manchmal im Großen.

Natürlich macht es verletzlich, so viel Persönliches zu teilen.

Aber die positiven Rückmeldungen, die echten Begegnungen, das Vertrauen, das mir entgegengebracht wird – all das zeigt mir jeden Tag, wie wertvoll und notwendig dieser Weg ist.

Mein Account ist längst mehr als nur ein Profil.

Er ist eine kleine, geschützte Community geworden.
Ein Ort für Offenheit, Mut und ehrlichen Austausch.
Ein Raum, in dem Fragen gestellt werden dürfen – ohne Scham.
Ein Raum, in dem Geschichten geteilt werden – ohne Wertung.

Ich teile nicht nur – ich bekomme auch viel zurück:
Wertschätzung, Trost, neue Perspektiven, neue Freundschaften.

Für mich steht bis heute das Zwischenmenschliche im Mittelpunkt.
Ich antworte auf Nachrichten.
Ich höre zu.
Ich weine mit.
Ich lache mit.
Ich begleite – und werde begleitet.

Ich bin nicht einfach die, die erzählt.
Ich bin Teil dieses Austauschs.
Und genau das macht @mama_mit_autist für mich so
besonders:
Es ist kein reines Informationsprofil.
Es ist ein Ort des Vertrauens.
Ein Ort, an dem wir uns begegnen – nicht perfekt, aber
echt.
Nicht idealisiert, sondern ehrlich.
Und genau das braucht unsere Gesellschaft:
Mehr echte Geschichten.
Mehr Menschlichkeit.
Mehr Miteinander.

Mein Wunsch für die Zukunft

Langfristig wünsche ich mir, dass mein Account mehr ist als
nur ein Fenster in unseren Familienalltag.
Ich möchte einen nachhaltigen Beitrag leisten:
Für mehr Aufklärung.
Für mehr Verständnis.
Für mehr Offenheit gegenüber Menschen, die anders
fühlen, denken oder kommunizieren.

Ich wünsche mir, dass das Thema Autismus aus der
Tabuzone geholt wird.

Dass Eltern sich nicht mehr verstecken müssen.
Dass Kinder wie mein Sohn Kaya gesehen werden –
wirklich gesehen.
Nicht als Defizit, sondern als Bereicherung.

Wenn durch meine Worte auch nur eine Mutter weniger
verzweifelt ist, ein Vater mehr Geduld entwickelt, ein
Lehrer genauer hinschaut – dann hat sich alles

gelohnt:
Jedes Teilen.
Jedes Offenlegen.
Jeder einzelne Beitrag.

Ich glaube fest daran:
Echte Veränderung beginnt im Kleinen.
Mit jedem Gespräch.
Mit jedem offenen Herzen.
Mit jedem kleinen Funken, der weitergetragen wird.

Ich werde weiter erzählen.
Für Kaya.
Für mich.
Für all die anderen Familien, die viel zu oft zu leise sind.
Denn unsere Geschichten sind es wert, gehört zu werden.

Und jedes Wort, das aus Liebe gesprochen wird,
kann die Welt ein kleines bisschen heller machen.

„Wunder brauchen Zeit – und den Mut, an sie zu glauben."

Unsere Familie – Ein Netz aus Liebe

Man sagt, es braucht ein ganzes Dorf, um ein Kind
großzuziehen.
Ich glaube: Es braucht Menschen mit offenen Herzen.
Menschen, die nicht fragen: „Was hat er?", sondern sagen:
„Wie schön, dass es ihn gibt."
Menschen, die nicht bewerten, sondern begleiten. Die nicht
erwarten, sondern empfangen.

Wir haben das große Glück, von genau solchen

Menschen umgeben zu sein.
Menschen, die für Kaya da sind – nicht, weil sie es müssen,
sondern weil sie es wollen.
Menschen, die ihn sehen, nicht seine Diagnose.

Unsere beiden Familien – meine eigene und die meines
Mannes – tragen uns.
Sie tragen Kaya.
Und sie tragen auch uns als Eltern, wenn unsere eigenen
Kräfte schwinden.

Meine Eltern, Zeynep und Dursun, haben Kaya vom ersten
Tag an mit unendlicher Wärme und Liebe empfangen.
In ihren Armen war er vom ersten Moment an

willkommen. Kein Zögern, keine Fragen, nur Herz.
Ihr Haus ist für Kaya bis heute ein sicherer Ort – voller
vertrauter Stimmen, voller Umarmungen, voller Heimat.

Meine Schwester Nurhan ist für Kaya weit mehr als nur
Tante – sie ist ein echter Herzensmensch.
Wenn Kaya ihren Namen hört, strahlt sein ganzes Gesicht.
Ihre Geduld, ihre unaufdringliche Nähe, ihr echtes
Interesse an seiner kleinen Welt bedeuten ihm – und uns –
unendlich viel.

Mein Bruder Ayhan, dem Kaya sogar äußerlich sehr ähnlich
ist, ist für ihn ein vertrauter Anker.
Ein stiller Vertrauter, auf dessen Nähe er sich verlässt, auch
wenn Worte manchmal fehlen.
Und Annika, Ayhans Partnerin, die Psychologie studiert,
betrachtet Kaya mit einem klugen, feinfühligen Blick, der
mich oft tief berührt.
Sie sieht nicht nur das, was offensichtlich ist – sie spürt
auch das, was zwischen den Zeilen liegt.

Deniz und Devrim, meine Neffen, waren Kayas erste
Spielpartner.
Sie haben ihn ganz spielerisch in ihre Welt geholt – ohne
Druck, ohne Forderungen.
Sie haben ihn mit offenen Armen empfangen, ohne etwas
zu erwarten.
Devrim war es, der das beliebte „Kitzelmonsterspiel“
erfand – ein kleines Ritual voller Lachen, voller Nähe, voller

purer Lebensfreude.

Kaya liebt dieses Spiel bis heute, es ist eines dieser goldenen Bänder, die ihn mit seiner Familie verbinden.

Und dann ist da die Familie meines Mannes:
Oma Selvi – liebevoll, geduldig, stark.
Eine Frau, deren Herz größer ist als jedes Hindernis.
Sie hat Kaya nie gefragt: „Warum bist du anders?" – sondern ihn einfach so geliebt, wie er ist.
Ihre Hände, ihre Geschichten, ihr ruhiges Wesen schenken Kaya Geborgenheit auf eine Weise, die mit Worten kaum zu fassen ist.

Und Opa Aliriza, der leider nicht mehr unter uns ist, aber in unseren Herzen für immer weiterlebt.
Gerade in Kayas ersten Lebensjahren – und während der schwierigen Zeit rund um die Diagnose – war er mein stiller Fels.
Seine Präsenz, seine stille Güte, seine aufrichtige Zuneigung haben mir oft Kraft gegeben, wenn ich selbst kaum noch welche hatte.
Für mich bleibt er der beste Opa – und der wunderbarste Schwiegervater, den man sich nur wünschen kann.
Sein Lächeln, seine Art, Kaya zu halten, sein unerschütterlicher Glaube an das Gute – all das lebt in unserer Familie weiter.

Mahir hat eine Schwester – Zeynep – und ihr Sohn Berat ist nicht nur Kayas Cousin, sondern auch ein guter Freund.

Gemeinsam entdecken sie die Welt, jeder auf seine Weise, und doch Seite an Seite.
Auch Onkel Koray und Onkel Ulaş begleiten Kaya mit offenem Herzen und liebevollem Blick.
Ihre kleinen Gesten der Aufmerksamkeit – ein Ballspiel, ein Lächeln, ein geduldiges Zuhören – bedeuten Kaya mehr, als viele ahnen.

Kaya ist für alle Familienmitglieder etwas ganz Besonderes.
Er wird nicht auf seine Herausforderungen reduziert.
Er wird nicht gemessen an dem, was fehlt.
Er wird gesehen – als der kleine, kluge, liebevolle Mensch, der er ist.

Und genau das ist es, was zählt:
Nicht Perfektion.
Nicht Erwartungen.
Nicht ein ständiges Streben nach „normal".
Sondern Liebe.
Eine Liebe, die nicht fragt.
Eine Liebe, die nicht bewertet.
Eine Liebe, die einfach da ist.

Ein Netz aus Herzen, das ihn trägt, wenn der Boden unter ihm wankt.

Ein Zuhause – nicht gebunden an vier Wände, sondern an Menschen, die ihn so annehmen, wie er ist.

Ein Zuhause, das ihn umhüllt – leise, stark, unerschütterlich.

Dafür bin ich unendlich dankbar.
Heute. Morgen. Und für immer.
Denn wenn ich eins gelernt habe auf dieser Reise, dann das:
Wahre Familie erkennt man nicht daran, dass alles perfekt ist.
Sondern daran, dass man bleibt – in Liebe, in Stille, in Hoffnung.
Und genau dieses Geschenk trägt Kaya in seinem Herzen.
Und wir mit ihm.

„Wahre Begleiter sind die, die keine Antworten brauchen, um an deiner Seite zu bleiben."

Unsere Freunde –
Unsere Wahlfamilie

Aber Familie endet nicht bei der Blutsverwandtschaft.
Es gibt Menschen in unserem Leben, die Kaya mit dem
Herzen zu ihrem Neffen gemacht haben.
Menschen, die nicht nach dem „Warum" fragen,
sondern einfach da sind.
Still, ehrlich, bedingungslos.
Alev und Deniz, mit ihren Söhnen
Alicem und Güney.
Ebru und Hüseyin, mit ihren Töchtern
Yade Su und Larin.
Seyran und Ümit, mit Taylan und Ela.
Gülseren und Seyit, die mit ihrer ruhigen, respektvollen Art
so viel tragen und tragen helfen.

Sie alle – Erwachsene wie Kinder – begegnen Kaya mit
Zurückhaltung, mit Respekt und mit echter Zuneigung.
Sie verstehen ohne viele Worte, was viele erst mühsam
lernen müssen:
Dass echte Begegnung nicht darin besteht, Erwartungen zu
erfüllen – sondern darin, Raum zu geben.

Ihre Kinder zeigen, was gelebte Inklusion wirklich
bedeutet:
Nicht als Konzept auf einem Papier.
Nicht als wohlklingende Floskel.
Sondern als gelebte, natürliche Selbstverständlichkeit.
Sie nehmen Kaya an, ohne ihn verändern zu wollen.
Sie passen sich nicht an ihn an – sie öffnen ihre Welt für
ihn, so wie er ist.
Und sie schenken ihm das vielleicht größte Geschenk:
Akzeptanz ohne Bedingungen.
Ich habe beobachtet, wie sie Kaya Raum geben.
Wie sie ihn nicht drängen, sondern abwarten.
Wie sie geduldig die Hand ausstrecken – und sich genauso
freuen, wenn Kaya sie irgendwann ergreift.
Wie sie ihm ein Lächeln schenken, ohne Erwartung auf ein
Lächeln zurück.
Wie sie sich über seine kleinsten Reaktionen freuen – als
wären sie Geschenke, als wären sie Schätze.

Diese stillen, echten Begegnungen sagen mehr als tausend
Worte.
Sie sind wie kleine, leuchtende Brücken, gebaut aus Geduld,
Vertrauen und echtem Herzen.
Manchmal sind es die leisesten Gesten, die die lauteste
Wirkung haben.
Ein Blick.
Ein stilles Warten.

Ein gemeinsames Sitzen auf der Schaukel, ohne viele
Worte.

Diese Freunde sind nicht zufällig an unserer Seite.
Sie sind unsere Wahlfamilie.
Menschen, die sich nicht von Unterschieden abhalten
lassen.
Menschen, die nicht nur an der Oberfläche bleiben –
sondern die Tiefe suchen und aushalten.
Menschen, die nicht gehen, wenn es schwierig wird.
Sondern bleiben.
Mit offenen Armen.
Mit offenen Herzen.

Und manchmal braucht das Herz genau diese Menschen.

Menschen, die nicht alles verstehen müssen, um trotzdem
da zu sein.
Menschen, die keinen Lehrplan brauchen, um Liebe zu
schenken.
Menschen, die nicht auf Antworten warten, um Nähe zu
geben.
Menschen, die einfach bleiben.
Ohne viele Fragen.
Nur mit Liebe.

Für Kaya.
Für uns.
Für ein Stück Heimat, das nicht an einen Ort gebunden ist

– sondern an die Menschen, die unser Herz berühren.
Und genau das macht unsere Wahlfamilie so besonders:
Sie ist keine Zufälligkeit.
Sie ist ein Geschenk.

„Wahre Freunde fragen nicht, warum du fällst. Sie setzen sich zu dir, bis du wieder aufstehen kannst."

Ein Brief an Kaya

Mein liebster Kaya,

manchmal frage ich mich, ob du eines Tages diese Zeilen lesen wirst.

Ob du sie mit deinem Herzen verstehst, mit deinem Kopf – oder auf deine ganz eigene, wundervolle Weise.

Aber weißt du was?

Ich schreibe sie trotzdem.

Weil du sie verdient hast.

Weil du mein Herz bist.

Als du auf die Welt kamst, war da so viel Liebe in mir, dass ich kaum atmen konnte.

Und mit jedem Tag, an dem ich dich beobachte, wächst diese Liebe weiter – still, kraftvoll, grenzenlos.

Du hast mein Leben verändert.

Nicht, weil du anders bist.

Sondern, weil du du bist.

Ich habe Fehler gemacht.

Oft gezweifelt, gehadert, geweint – meist heimlich, damit du es nicht siehst.

Aber eines habe ich nie getan:

Ich habe dich nie infrage gestellt.

Nie.

Ich wollte dich verstehen, wollte zu dir durchdringen – und irgendwann habe ich begriffen:

Ich muss keinen Weg zu dir finden.

Ich darf einfach bei dir sein.

Du brauchst niemanden, der dich verändern will.

Du brauchst Menschen, die dich sehen.

Du hast mir gezeigt, was echte Achtsamkeit bedeutet.

Was es heißt, mit dem Herzen zu hören.

Du hast mir beigebracht, dass wahre Sprache nicht aus Worten besteht – sondern aus Blicken, aus Berührungen, aus echtem Vertrauen.

Weißt du, was ich an dir liebe?

Deinen Mut.

Dein Lachen.

Deinen Tanz.

Wie du die Welt auf deine eigene Weise ordnest.

Wie du still bist – und doch so laut geliebt wirst.

Wie du mich ansiehst, wenn du spürst, dass ich dich verstehe.

Ganz ohne Worte.

Und ich verspreche dir etwas, mein Sohn:

Ich werde immer an deiner Seite sein.

Ich werde kämpfen, wenn dir die Kraft fehlt.

Ich werde laut sein, wenn man dich nicht hört.

Und ich werde dich beschützen – auch vor mir selbst, sollte ich je vergessen, wie besonders du bist.

Du bist niemals zu viel.

Und du bist niemals zu wenig.

Du bist Kaya.

Mein Sohn.

Mein Licht.

Mein kleines Wunder.

Ich liebe dich.

Bedingungslos.

Für immer.

Deine Mama

„Manchmal reichen Worte nicht aus, um zu sagen, was ein Herz fühlt. Ich hoffe, du spürst es – jeden Tag."

Berfin –
Meine Gedanken als Schwester

Anmerkung der Autorin:
Auch Berfin, Kayas große Schwester, wollte ihre Gedanken
und Gefühle in diesem Buch teilen. Ihr eigener Text gibt
einen besonderen Einblick in die Sichtweise eines
Geschwisterkindes, das nicht nur die Herausforderungen,
sondern vor allem die Liebe in den Mittelpunkt stellt.
(Berfin ist heute 14 Jahre alt.)

Kaya hat mein Leben verändert

Bevor Kaya auf die Welt kam, wünschte ich mir schon
lange ein Geschwisterkind, mit dem ich spielen konnte.
Doch immer wieder sagten meine Eltern, dass sich dieser
Wunsch wohl so schnell nicht erfüllen würde. Nach und
nach verdrängte ich den Gedanken daran und stellte mich
darauf ein, ein Einzelkind zu bleiben.

Im Herbst 2015 jedoch bekam ich das Gefühl, dass meine
Eltern mir etwas verheimlichten. Also fasste ich mir ein
Herz und beschloss, ein letztes Mal nach einem
Geschwisterchen zu fragen – und sollte die Antwort wieder

„Nein" lauten, würde ich den Wunsch endgültig aufgeben. Also ging ich eines Tages zu meiner Mama und fragte:

„Mama, bist du schwanger?"

Eine ziemlich kühne Frage, ich weiß. Aber mein vierjähriges Ich kümmerte das wenig. Und tatsächlich – über die Jahre habe ich mir über meine direkte Art zu fragen keine Sorgen mehr gemacht. Das Einzige, was zählte, war die Antwort. Und diese lautete:

„Ja."

Im Mai 2016 war es dann soweit: Mein kleiner Bruder sollte auf die Welt kommen.

Fast unmittelbar nachdem meine Eltern mich in den Kindergarten gebracht hatten, fuhren sie ins Krankenhaus – denn meine Mama hatte Wehen bekommen. Doch das wusste ich zu diesem Zeitpunkt noch nicht. Als am Mittag jemand kam, um mich abzuholen, war es nicht wie üblich meine Mama oder mein Papa. Es war mein Opa. Er erzählte mir, dass meine Mama im Krankenhaus sei und sie mich deshalb nicht selbst abholen konnten.

Wir fuhren direkt ins Krankenhaus. Ich war aufgeregt und durfte Kaya sogar halten. Als ich ihn vorsichtig in meinen Armen hielt, wusste ich sofort: Dieses kleine Baby würde mein Leben komplett verändern. Ich war nicht mehr das einzige Kind der Familie. Ich hatte nun einen kleinen

Freund an meiner Seite. Und ich hätte nicht glücklicher sein können.

Drei Jahre später bemerkten sowohl meine Eltern als auch viele andere, dass Kaya anders war als andere Kinder in seinem Alter. Es wurde erstmals über den Verdacht auf Autismus gesprochen.

Als dann die endgültige Diagnose feststand, änderte das für mich zunächst nichts. Ich sah sie eher als Erklärung für die Unterschiede, die Kaya im Vergleich zu anderen Kindern zeigte. Doch die Diagnose änderte nichts an meiner Sicht auf meinen kleinen Bruder. Kaya blieb für mich der süße, liebevolle kleine Bruder, den ich mir immer gewünscht hatte. Keine Besonderheit der Welt würde jemals daran etwas ändern.

Über die Jahre wurde unsere Geschwisterbeziehung immer stärker. Wir puzzelten gemeinsam, schauten uns seine Kinderbücher an oder übten das Sprechen. Natürlich gibt es auch Tage, an denen er grundlos meckert und Zeit für sich braucht. Aber all das gehört dazu. Und das ist völlig in Ordnung.

Trotz allem – oder vielleicht gerade deswegen – ist Kaya einer meiner Lieblingsmenschen. Ich bin unglaublich dankbar, ihn an meiner Seite zu haben. Und auch wenn das Leben mit ihm manchmal Herausforderungen mit sich bringt, so sind doch all diese Schwierigkeiten jede einzelne Sekunde wert.

Ich bin sehr stolz, Kaya meinen Bruder nennen zu dürfen.

Heute – einige Jahre später – hat sich unsere Beziehung noch weiter vertieft. Kaya ist gewachsen und entwickelt sich auf seine ganz eigene, wundervolle Art. Wir lachen zusammen, entdecken neue Interessen und verstehen uns oft auch ohne viele Worte.
Manchmal ist es herausfordernd, manchmal ist es einfach nur schön – aber immer ist es voller Liebe.

Ich bin unglaublich stolz, seine Schwester zu sein.
Und ich weiß: Egal, wohin das Leben uns führt – ich werde immer an seiner Seite bleiben.

„Zwei Seelen, zwei Wege – und doch immer Hand in Hand."

Hinweise, Danksagung &
ein letzter Gedanke

Ich bin keine Ärztin.
Keine Therapeutin.
Keine Fachfrau für Diagnostik oder Förderpläne.
Ich bin einfach nur eine Mutter.
Eine Mutter mit Herz, mit Fragen, mit Kraft – und
manchmal auch mit Tränen.

Alles, was ich in diesem Buch beschreibe, ist unser Weg.
Unsere Erfahrungen. Unser Alltag. Unsere Gedanken.

Die Begriffe, die ich verwende – ob Autismus,
Förderschule, Frühförderung oder Logopädie – habe ich so
verstanden, wie sie mir begegnet sind:

In Gesprächen mit Fachleuten, in Berichten, im Leben.

Ich erhebe keinen Anspruch auf medizinische
Vollständigkeit – sondern auf Ehrlichkeit.

Wenn du selbst auf der Suche nach Begriffen oder tieferem Wissen bist, empfehle ich dir folgende Anlaufstellen:

- Autismus Deutschland e.V.

- Bundeszentrale für gesundheitliche Aufklärung (BZgA)

- Bundesverband für körper- und mehrfachbehinderte Menschen e.V.

- Das örtliche Jugendamt oder SPZ (Sozialpädiatrisches Zentrum)

- Elterninitiativen, Selbsthilfegruppen, Frühförderstellen

Was uns geholfen hat, muss nicht automatisch auch dein Weg sein.

Und was uns herausfordert, kann für andere ganz selbstverständlich sein.

Autismus ist kein festes Bild.

Sondern eine Welt mit vielen Farben.

Ein großes Danke

Ich danke allen Menschen, die Kaya auf seinem Weg begleiten.

Den Lehrerinnen und Therapeuten, die ihn fördern, ohne ihn verbiegen zu wollen.

Den Pädagoginnen, die sehen, was man nicht sofort sieht.

Allen, die mit Geduld zuhören – und mit dem Herzen verstehen.

Ein besonderer Dank gilt unserer Kinderärztin Frau Dr. Nermin Doğramacı und ihrem gesamten Team.

Sie waren – und sind – nicht nur medizinisch für uns da, sondern auch menschlich.

Mit Verständnis, Geduld und einem offenen Ohr haben sie uns durch viele schwierige Momente begleitet.

Ihre Ruhe und ihr Vertrauen in Kaya haben uns oft Kraft gegeben, wenn wir selbst gezweifelt haben.

Ein herzliches Dankeschön geht an die Can Großhandel GmbH – und dort besonders an Ekin Sarıkaya, der Kayas Schule mit einer großzügigen Spende für einen Tanzkurs unterstützt hat.
Solche Gesten machen einen großen Unterschied – und zeigen, wie viel bewegt werden kann, wenn Menschen einfach helfen.

Ich danke auch dem Fahrdienst von Kayas Schule.
Den Fahrerinnen und Fahrern, die jeden Morgen und jeden Nachmittag dafür sorgen, dass Kaya sicher, geduldig und liebevoll begleitet wird.

Sie sind oft die ersten und letzten, die sein Lächeln an einem Schultag sehen – und tragen so viel zu seinem Wohlbefinden bei.

Ich danke meiner Familie, die uns trägt.

Und unseren Freundinnen und Freunden, die uns lieben, ohne zu erklären.

Ein besonderer Dank gilt Ibrahim Yurtseven (İbo), der mich ermutigt hat, dieses Buch zu schreiben.

Und mein tiefster, innigster Dank gilt zwei ganz besonderen Menschen:

Meinem Mann Mahir – für seine Stärke, seine Liebe, seine unerschütterliche Zuversicht.
Er hat mich getragen, wenn ich selbst zu fallen drohte.
Er ist mein Fels.

Und meiner Tochter Berfin – für ihre Geduld, ihr großes Herz, ihre stille Weisheit.

Sie ist nicht nur Kayas Schwester, sondern sein Engel – und mein täglicher Beweis dafür, dass Liebe keine Grenzen kennt.

Ohne euch gäbe es all diese Zeilen nicht.

Ein letzter Gedanke

Wenn du dieses Buch in den Händen hältst, dann bist du vielleicht selbst auf einer Reise.

Vielleicht suchst du Antworten.

Vielleicht suchst du einfach ein wenig Hoffnung.

Ich wünsche dir von Herzen:

Mögest du Mut finden.

Mögest du Trost finden.

Mögest du erkennen, dass du nicht allein bist.

Denn am Ende zählt nicht, ob ein Weg einfach ist.

Sondern, ob er mit Liebe gegangen wird.

Danke, dass du ein Stück unseres Weges mitgegangen bist...

„Unsere Geschichte ist kein Ende. Sie ist jeden Tag ein neuer Anfang."